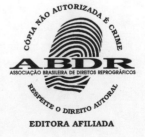

**EDITORA AFILIADA**

Dados Internacionais de Catalogação na Publicação (CIP)
(Câmara Brasileira do Livro, SP, Brasil)

Reich : o corpo e a clínica / Nicolau Maluf Jr. (organizador). – –
São Paulo : Summus, 2000.

Vários autores.
ISBN 85-323-0696-9

1. Espírito e corpo – Terapias  2. Psicologia clínica  3. Psicoterapia  4. Reich, Wilhelm, 1897-1957.  I. Maluf Junior, Nicolau.

99-4382  CDD-150.195

Índices para catálogo sistemático:

1. Reich, Wilhelm : Teoria psicanalítica
   150.195

# Reich:
# o Corpo e a Clínica

Nicolau Maluf Jr.

*summus editorial*

*REICH: O CORPO E A CLÍNICA*
Copyright © 1999 by Nicolau Maluf Jr., Marcus Vinicius A. Câmara, José Guilherme Couto de Oliveira, Luiz Gibier, Darcio Valente Rodrigues, Geni de O. Cobra, Cinthia Ramos Busato, Élida Sigelmann, Ernani Eduardo Trotta, Maria Zeneide Monteiro e Cláudio Mello Wagner.

*Capa:*
Raghy

*Editoração eletrônica e fotolitos:*
JOIN Editoração Eletrônica

Proibida a reprodução total ou parcial
deste livro, por qualquer meio e sistema,
sem o prévio consentimento da Editora.

Direitos desta edição
reservados por
SUMMUS EDITORIAL LTDA.
Rua Cardoso de Almeida, 1287
05013-001 — São Paulo, SP
Telefone (11) 3872-3322
Caixa Postal 62.505 — CEP 01214-970
http://www.summus.com.br
e-mail: summus@summus.com.br

Impresso no Brasil

# Sumário

*Prefácio* ............................................... 7

Correntes vegetativas................................. 9
   *Nicolau Maluf Jr.*

Do corpo ao incorporal ou da estrutura aos fluxos desejantes .. 27
   *Marcus Vinicius A. Câmara*

Reflexões sobre a natureza e a cultura da sexualidade ........ 39
   *José Guilherme Couto de Oliveira*

Epistemologia e o campo das psicoterapias corporais......... 53
   *Luiz Gibier*

Projeto Toque-Toque.................................. 61
   *Darcio Valente Rodrigues*

A organização da identidade em estrutura fronteiriça:
um caso clínico ........................................ 69
   *Geny de O. Cobra*

A importância do trabalho ocular no processo terapêutico ..... 81
   *Cínthia Ramos Busato*

A psicossomática: Reich ignorado ........................ 93
   *Élida Sigelmann*

Wilhelm Reich e a psicossomática ....................... 105
   *Ernani Eduardo Trotta*

Indivíduo e sociedade: um eterno conflito? ................ 123
   *Maria Zeneide Monteiro*

Aspectos econômicos da transferência .................... 129
   *Claudio Mello Wagner*

# Prefácio

A obra de Wilhelm Reich, vasta e intrigante, é o foco desta coletânea.

Seus autores, a maioria vinculada à Associação de Psicoterapia Corporal do Rio de Janeiro (APCRJ), que, generosamente aceitaram o convite para participar desta coletânea, são profissionais envolvidos com a prática clínica e dedicados à produção teórica.

Como é sabido, a amplitude do pensamento reichiano é suficiente para que existam diferentes leituras e pontos de vista sobre suas formulações, seus conceitos, seu enfoque etc.

Estes artigos refletem isso. E essa é sua riqueza.

Talvez não seja exagero dizer que os reichianos brasileiros, apesar de poucos, numericamente falando, estão entre os mais instigantes e questionadores, além de terem uma capacidade ímpar na produção de enfoques interdisciplinares.

Com este livro, continuamos o nosso objetivo de levar isso ao público. A perspectiva reichiana engloba conhecimentos que abrangem as mais diferentes áreas do saber, desde a vida emocional até os domínios da física, da química, da astrofísica e da sociologia, para citar algumas. O alcance e a densidade de seu corpo teórico permitem considerá-lo um paradigma. Mas pouco conhecido.

Fazemos aqui a nossa parte. Acreditamos na importância da obra de Reich e lutamos para que ela ocupe aquele que, pensamos, é o seu lugar legítimo.

E esperamos que para você, leitor, este livro seja tão proveitoso quanto foi para nós fazê-lo.

*Nicolau Maluf Jr.*
Organizador

# Correntes Vegetativas

Nicolau Maluf Jr.*

## Realidade e metáfora

Como sabemos, uma das noções fundamentais da orgonomia é a da interligação dos diferentes domínios. Como constatou Reich, não há limites distintos entre os fenômenos da natureza. Estes só existem nas produções de "conhecimentos" sobre ela. O próprio fato de esta ciência ter surgido a partir do exame das questões relativas à vida emocional afirma a pertinência desse ponto de vista.

Embora as contribuições reichianas em tópicos como educação, política e sociologia sejam extensas e significativas, é minha opinião que, central em todas as suas formulações residem o referencial energético e a noção sistêmica especificamente orgonômica dele resultante. É necessário lembrar: esta compreensão de mundo não é para ser tomada como uma analogia ou uma metáfora. Trata-se da noção de um princípio energético atuante na construção da realidade e presente nos seus modos de funcionamento, em domínios tão vastos e, ao mesmo tempo, específicos, como sistemas atmosféricos, patologias físico-emocionais, autogênese na biologia, dinâmica dos movimentos planetários no nosso sistema solar etc.

Essas questões já foram exaustivamente exploradas por Reich e outros orgonomistas. Por sua vez, no tocante à clínica e ao exame dos

---

\* Orgonomista e psicólogo. Membro fundador da Escola da Clínica Somato-Psicanalítica e membro fundador e coordenador científico da Associação de Psicoterapia Corporal do Rio de Janeiro — APCRJ.

fenômenos relativos à vida emocional, este referencial energético aparece num lugar central, quer seja na construção de uma teoria da clínica, quer seja como referencial de saúde. Trata-se da identidade entre funções energéticas e FUNCIONAMENTOS NATURAIS.

> *Rasgo dos mundos o velório espesso;*
> *e em tudo, igual a Goethe, reconheço*
> *o império da substância universal!*
>
> Augusto dos Anjos

Para os que pensam ser essa identidade uma obsessão "reichiana" ou uma questão menor, é interessante notar o que tem a dizer um conhecido cientista e professor de biologia, geologia e história da ciência, num texto sobre Goethe:

> Precisamos procurar as regras e princípios gerais subjacentes que presidem a geração da variedade aparentemente descoordenada de objetos correlacionados. E não podemos tornar inteligíveis as seqüências históricas (entre elas, o crescimento das plantas) se não identificarmos seus aspectos tanto direcionais quanto repetitivos, porque precisamos tanto da singularidade quanto de uma estrutura SUBJACENTE [grifo meu] que funcione como uma lei para dar sentido a qualquer processo que se desenrole ao longo do tempo. A história da vida, por exemplo, é o relato de um desdobramento genealógico que leva de um objeto especial a outro (a seta do tempo) e também a processos recorrentes (como a extinção em massa, as regras de ordem genealógica, a fratura e junção de continentes, a transgressão e a regressão dos mares) que enxertam certa previsibilidade numa cadeia de acontecimentos singulares.[1]

"Orgonômico", não? "Tanto da singularidade quanto da estrutura subjacente..." O Universal e o singular, correlacionados, como no pensamento funcional.

Como mencionei no início, se há uma lógica que permitiu a seqüência "investigação clínica/orgonomia", então é de se esperar que os posicionamentos neo, pós, ou mesmo reichianos de autores

---

1. Gould, S. J. "Mais luz sobre as folhas". In: *Dedo mindinho e seus vizinhos. Ensaios de história natural.* São Paulo, Companhia das Letras, 1993.

contemporâneos, nas suas contribuições teóricas e clínicas, estejam embasados funcionalmente, ou não, quando não é o caso, que forneçam argumentos críticos suficientes que justifiquem as transformações propostas ou outros posicionamentos. É claro que não se trata, aqui, de uma questão de "fidelidade", mas, sim, de coerência.

Ora, parece haver uma particular dificuldade em se considerar a obra reichiana em seu conjunto quando se critica um conceito ou uma formulação sua. Considerá-la em seu conjunto seria acompanhar a lógica de um processo que se caracteriza seguidamente pelo crescimento do alcance e da abrangência, em que um posicionamento atual é conseqüência do exame e das insuficiências de um patamar anterior, no confronto constante com dados e observações, os quais, por sua vez, derivam ainda de um outro previamente existente, tendo como ponto de partida a clínica. Usualmente, entretanto, críticas são feitas isolando-se um elemento da teoria reichiana do seu conjunto, ou meramente afirmando-se a formulação de um outro autor que diz algo diferente sobre a mesma questão, baseando-se na "respeitabilidade" desse autor e, muitas vezes, sem sequer lembrar que este não maneja e não tem familiaridade alguma com as premissas e os fenômenos examinados por Reich (só quem usou um microscópio na observação dos "bions" e repetiu pelo menos alguns dos experimentos sobre energia orgone tem alguma autoridade para comentar de uma forma ou de outra as conclusões reichianas, por mais surpreendentes que estas pareçam ao leigo). Ao contrário de Grodeck (e sua intuição desconcertante), Reich nunca esteve de acordo com a máxima: "Não importa se a explicação é correta, o que importa é que funciona".

Para ilustrar esta questão e trazê-la mais para perto, vamos imaginar uma situação hipoteticamente produzida, mas possível. Vamos imaginar um texto, digamos, sobre PNL (programação neurolingüística). Que este texto seja assim: "O indivíduo É O QUE ELE PENSA; pensar positivamente é ser positivo, assertivo! Técnicas de pensamento positivo podem ser empregadas na clínica para eliminar a depressão, aumentando a auto-estima e estimulando um ego mais seguro!"

Num primeiro momento, parece não haver nada de errado com o que é afirmado no texto, quer se concorde ou não com a eficácia da técnica proposta. Mas vejamos: há dois termos, depressão e ego, que parecem deslocados aqui. É claro, a popularização da terminologia técnica própria do meio psi já é suficiente para que esta apareça nas mais diferentes publicações e em textos não especializados. Mas será que aqui, esses dois conceitos (ego e depressão) preservam algo do seu sentido original, formulado no pensamento psicanalítico? Será possível mencioná-los sem a inclusão inexorável de noções como aparelho psíquico, sexualidade, conflito, recalcamento, inconsciente, pulsões etc.; noções estas imprescindíveis para a própria afirmação dos conceitos anteriormente mencionados? Não há, de novo, no texto citado, um "alargamento" que descaracteriza, destrói, torna difuso o que se entende originalmente por "ego" e "depressão"? É claro que sim e, nesse exemplo, a "metapsicologia" PNL, se podemos chamar assim, não tem nada em comum com a freudiana.

Como orgonomista, então, me defronto, freqüentemente, com duas situações distintas:

- a reatividade emocional e a ignorância das premissas mais fundamentais da orgonomia por aqueles que, embora não reichianos, mencionam sua obra em discussões, simpósios, palestras etc.; e
- a existência, entre os reichianos ou os vinculados a escolas derivadas, de posicionamentos que entendo serem "atualizações" das vertentes mística e mecanicista. Nessa perspectiva, percebo que, nessas teorizações, os desdobramentos místico e mecanicista que se apresentam confundidos com a lógica reichiana se agrupam em três vertentes: o misticismo, o relativismo pós-moderno e o fisicalismo ou reducionismo biológico. Para os fins propostos neste trabalho, sintetizados no título, e por problemas de espaço, somente duas dessas vertentes serão citadas apenas de forma geral, ficando para uma outra ocasião uma apresentação mais extensa. Reafirmo, porém, que a questão não é a de manter a orgonomia intocável, até porque nada mais funcional do que a noção de multideterminação e de transpassamento dos mais diferentes domínios, mas sim a de que, no exercício das propostas de integração dos saberes, tem-se dado um "esvaziamento" de premissas fundamentais, de forma indevida, como entendo. Esse esvaziamento dá-se em torno de duas questões: a da existência ou não DE FATO da energia orgone e a noção de genitalidade. Posso afirmar que o abandono progressivo dessas questões não caracteriza um desinteresse ou uma desimportância, mas uma EVITAÇÃO. Aliás,

esse é um problema antigo, já presente entre os freudianos, como bem lembrou Claudio Wagner, em seu livro,[2] ao registrar uma então observação de Fenichel concordando com a opinião de Reich sobre como o *stablishment* psicanalítico havia reduzido a importância da sexualidade: "Ninguém fala de sexualidade!"

Agora, voltemos ao exame proposto anteriormente:
*"O Misticismo encontra-se manifesto nas escolas de Psicoterapia Corporal que agregam aos seus referências originais a noção de transpessoalidade ou de espiritualidade."* Além do surpreendente fato de que essa posição é completamente contrária ao entendimento postulado por Reich (sem mencionar Freud), vendo o misticismo como produto de um organismo comprometido, existem as questões: por quê? para quê? para que serve na clínica? supre quais lacunas? dá conta de forma mais ampla de problemas de técnica? A resposta parece ser não em todos os casos.

Como afirmei antes, entendo que isso se deve a uma evasão do essencial, o sexual e o orgástico sub-repticiamente sendo substituídos pelo "cósmico", no sentido supranatural. Lembremos: não se trata de questionar esta ou aquela crença pessoal. Por exemplo: muitos cientistas consideram-se religiosos na acepção literal do termo, mas mantêm suas pesquisas e trabalhos estritamente ligados à tradição científica e à experimentação. O "divino" não tem lugar aqui, a não ser como hipótese especulativa ou na tentativa de se elaborar um experimento sobre isso. Mas entendo que o mesmo discernimento não se dá nas abordagens aqui mencionadas. Certamente o ser humano tem muitas formas diferentes de apreensão da realidade, e descartar as pertencentes às sociedades pré-letradas ou as de tipo "não-científicas" como um *a priori* é, no mínimo, pretensioso. Mas é difícil imaginar a necessidade que possa haver da presença de um referencial que aponta para o transcendente num corpo de conhecimentos que pauta sua origem no exame, exatamente, dos funcionamentos naturais e entende produção de patologias a partir de suas (funcionamentos naturais) distorções. O referencial natural e o supranatural

---

2. Wagner, C. M. *Freud-Reich: continuidade ou ruptura?* São Paulo, Summus, 1996.

são excludentes. O "energético", de base física, ancorado em noções de funções naturais, ao ser substituído pelo "cósmico", impalpável, produz, em clínica, uma deturpação na escala progressiva reichiana, em que o psíquico encaminha ao somático-emocional, este ao sexual-orgástico (correntes vegetativas) e este ao energético-CÓSMICO. No sentido em que Reich o utiliza, este termo nada tem a ver com o transcendente. Funções energéticas podem ser sutis, mas são deste mundo. Não por acaso, os mesmos sinais e acontecimentos que levaram à descoberta do inconsciente dinâmico são os mesmos que, do ponto de vista de certos grupos religiosos, anunciam a ação do mundo espiritual.

## Filosofia Pós-Moderna, Construtivismo e Relativismo Epistêmico

Talvez o mais correto seria definir este viés como "filosófico-religioso" tal a intensidade da presença da noção (implícita) de que o ser humano se constitui de algo radicalmente diferente do reino animal. Vertente que conta com um número crescente de simpatizantes entre os reichianos, fato constatável nos textos publicados, nas conferências e nos simpósios em todo o Brasil.

Uma impressão pessoal, mas da qual creio ser difícil escapar, por mais que se tente manter a atenção no conteúdo específico do texto, ou de uma exposição, é a de que noções como as de leis naturais, estrutura, funções primárias, ao surgirem nesses discursos, são usadas como sinônimos de "policialesco", "repressor", "autoritário".

Uma definição crítica dos aspectos do pós-modernismo, com a qual concordo, é esta contida no livro de Sockal e Bricmont:[3]

> [...] um fascínio pelos discursos obscuros, um relativismo epistêmico ligado a um ceticismo generalizado em face da ciência moderna, um excessivo interesse em crenças subjetivas independentemente de sua verdade ou falsidade. E uma ênfase em discursos e linguagem em oposição aos fatos aos quais aqueles discursos se referem

---

3. Sockal, A. D. e Bricmont, J. *Imposturas intelectuais, o abuso da ciência pelos filósofos pós-modernos*. Rio de Janeiro, Record, 1999.

(ou pior, a rejeição da própria idéia de que fatos existem ou de que podemos fazer referência a eles).

Juntemos a isso a noção de que o conteúdo de qualquer ciência social é "social do começo ao fim", mera construção, e a de que produção de conhecimento explicita relações de poder (em última instância, a ação do macho, branco e anglo-saxão) e temos o relativismo.

Creio que é impossível deixar de notar a presença desses referenciais na perspectiva que orienta as análises de Marcos Vinícius Câmara, em seu artigo: "A Propósito da (des)Construção de Alguns Conceitos na Teoria de Wilhelm Reich – A Perspectiva Deleuziana".[4] Mesmo correndo o risco de não fazer justiça às suas idéias, já que pela exigüidade do espaço vou me limitar a citar algumas poucas passagens do seu texto, creio, ainda assim, que o leitor chegará a ter uma idéia clara do que pretendo apresentar aqui, ou seja, o objetivo deste trabalho é apontar para o que defini como o "esvaziamento" indevido do pensamento reichiano.

Nesse artigo, o impressionante não é o fato de Marcos Vinícius fazer um contraponto entre Deleuze e Reich, mas o de que as idéias de Deleuze são utilizadas como se contivessem uma espécie de "verdade em si", isto é, pelo mero fato de existirem e serem apresentadas tivessem o poder de anular formulações reichianas. Marcos também não se priva de freqüentemente utilizar adjetivos como "estigmatizante", "normatizador", "aprisionante" e "ingênuo" para qualificar diferentes momentos da obra reichiana, dando a impressão de que o que conta mesmo é o ideológico e o politicamente correto, não a veracidade ou a racionalidade dos pontos de vista.

Eis um trecho:

> É a naturalização das ações, o aprisionamento mascarado de libertação (o "abraço genital"), o caminho irrecusável, inexpugnável e fatalista... Este é, em Reich, o caminho para a auto-regulação e a harmonia. Entretanto, questiona-se: e se a busca for a da verdade e do desejo "não regulável"? E se a entrega for outra que não a

---

4. Câmara, M. V. "A Propósito da (des)Construção de Alguns Conceitos na Teoria de Wilhelm Reich – A Perspectiva Deleuziana". In: *Reich contemporâneo: perspectivas clínicas e sociais*. Rio de Janeiro, Sette Letras, 1998.

genital? O que fariam os reichianos ortodoxos? Patologizariam este caminho? Diriam que são desvios? Com Deleuze instaura-se o desafio à repetição; com Deleuze há espaço para o impensável, a inovação; com Deleuze a repetição só pode ser do diferente.

Bem, esta parece ser não só uma crítica a Reich. Parece ser um posicionamento pré-freudiano também.

E ainda: *"A começar dos questionamentos anteriores torna-se criticável a idéia de uma substância eterna, inalterável e contínua, pois sob a ótica deleuziana tudo está em movimento e transformação"*.

Aqui, além de não concordar com a descrição da energia orgone, vem a questão: o que quer dizer aqui "criticável", "inaceitável"? A idéia?

Nesse caso, e lembrando Galileu, não olhem ao telescópio, senhores.

## O Reducionismo Biologicista ou Fisicalismo e sua Expressão mais Atual, as Neurociências:

O lado positivo de a consciência ter saído, finalmente, da esfera da metafísica e ter-se tornado objeto da ciência, coloca a nós, reichianos, uma questão: podemos equacionar consciência a psiquismo, e este à vida emocional, no âmbito reichiano? Certamente não. O orgonômico no vivo não se reduz a funcionamentos do sistema nervoso, ele os INCLUI. A noção de redes neurais como patamar básico para se compreender algo de INICIAL sobre o problema da mente é algo diferente do se reduzir vida emocional a funcionamentos nervosos. Da mesma forma, saber da existência de agrupamentos de moléculas e átomos (sem entrar no caso das partículas subatômicas) na constituição da matéria é essencial, mas isso, por si só, é completamente insuficiente para EXPLICAR o que diferencia matéria viva da não-viva e, muito menos, o que conhecemos como psiquismo ou subjetividade. Quando se trata de incluir nesse quadro o fenômeno das emoções, a distância torna-se gigantesca. Como a questão reichiana remete sempre à noção de funcionamentos naturais derivados de funções energéticas, o domínio das neurociências pode ser satisfatório e suficiente para muitos biólogos, psiquiatras, mas não para os reichianos, justamente naquilo que diz respeito à relação biologia/vida emocional. Essa disciplina equipara estados da mente (por mente entenda-se aqui condições que vão desde a capacidade de atenção específica até estados de humor diferenciados) a estados físicos do cérebro, e esta, pelo menos por enquanto, é apenas uma analogia, não uma explicação. Uma justaposição de eventos não estabelece, por si só, uma relação de causa e efeito. Mesmo os autores que perceberam que "mente" não é sinônimo de consciência ou cognição, trazendo assim, para dentro a dimensão do "Inconsciente", como Le Doux,[5] por exemplo, costumam repetir um velho vício antropocêntrico, deslocado agora para dentro do próprio organismo, colocando o cérebro num papel único e central. Tratar emoções como se fossem "produzidas" por "estados neurais" beira a ingenuidade, além de reproduzir, na própria concepção, a noção que equaciona "cerebral" a "superior". Por mais interessante que seja a matéria, os reichianos que com ela simpatizam têm deixado de fora questões como a das correntes plasmáticas (sempre esquecidas!); central em toda concepção reichiana. Diante destas interrogações a respeito de se certos funcionamentos entendidos como regulados pelo sistema nervoso autônomo o são de fato pelo sistema nervoso central perdem relevância. Não se trata de verificar se o papel de um ou de outro é maior na situação emocional, mas sim da exata hierarquia das funções envolvidas.

Foi a partir do experimento bioelétrico (neste, o potencial elétrico da pele era medido em sujeitos que recebiam estímulos vivenciados como prazerosos ou desagradáveis, estabelecendo-se uma correlação OBJETIVA e MENSURÁVEL entre estímulos considerados prazerosos e a elevação da linha no gráfico que registrava as mudanças de potencial. Isso permitiu que os próprios sujeitos do experimento afirmassem o que o instrumento estaria registrando, aumento ou diminuição do potencial, a partir de suas percepções subjetivas, de prazer ou não) que a vinculação entre excitação corporal e percepção ficou estabelecida como funcionamento unitário. O modelo neural não se coaduna com este a não ser quando a ordem dos fatores é invertida: funções mais essenciais e mais primitivas presentes agora em funcionamentos mais sofisticados e exercendo suas ações por meio de órgãos e sistemas mais especializados (sistema nervoso), num acontecimento em que a noção do que constitui o fenômeno da vida emocional aponta para algo bem maior do que estados e organizações neuronais específicos.

---

5. Le Doux, J. *O cérebro emocional*. Rio de Janeiro, Objetiva, 1998.

Se esquecermos isso, podemos até conhecer a dinâmica dos estados cerebrais/emoções, mas perderemos de vista suas vinculações com funcionamentos e funções mais básicas, enraizados na própria dimensão biológica do ser vivo e assim, por sua vez, perderemos a possibilidade de inter-relação com outros domínios que possam contribuir para ampliar o conhecimento sobre... emoção!

Vamos listar aqui alguns problemas levantados:

- o equacionamento entre mente e psiquismo;
- a presença do antropocentrismo e do religioso na postulação de uma DETERMINAÇÃO cerebral de estados emocionais; e
- a retirada (sem a demonstração convincente de outros modelos ou conceitos que os substituam) do orgonômico, do econômico, do orgástico genital e também do sexual, num sentido freudiano.

Como dissemos no início, nada contra a hipótese do "mental", referenciada no funcionamento de redes neurais. Mas o problema começa quando, abertamente ou não, o modelo subjacente afirma algo como o contido no primeiro parágrafo do livro de John Crick,[6] um dos que elucidaram a estrutura do DNA: *"Você, suas alegrias e tristezas, suas lembranças e ambições, seu senso de identidade pessoal, seu livre-arbítrio, não são mais que o comportamento de um imenso conjunto de células nervosas e suas moléculas associadas".*

Faço criticamente esta citação aqui, não por defender qualquer perspectiva metafísica, ou por ter uma posição contrária à científica "positivista", mas pelo fato de existir nessa formulação a menção ao "apenas"... "somente isso"... "nada mais que"; a típica distorção do reducionismo (o "bom" reducionismo científico é aquele que analisa, "reduz" suas partes em algo que se tenta conhecer, apenas para retornar à noção do todo). Uma formulação como esta, que, em última instância, acaba estando presente como referencial dos psicoterapeutas corporais que se interessam pelo modelo das neurociências, deixa de fora muitas questões que interessam (ou deveriam interessar) especialmente aos reichianos.

---

6. Horgan, J. (org.) *O fim da ciência: uma discussão sobre os limites do conhecimento científico.* São Paulo, Companhia das Letras, 1998.

Ao mesmo tempo, se a idéia de redes neurais e de centros nervosos organizados e funcionando de forma sistêmica, considerando a consciência uma espécie de "propriedade emergente" desse sistema, é uma idéia simpática, e, ainda, esta como fruto da própria "complexidade" da existência dessas redes e organizações neurais, isto está infinitamente longe de explicar e operacionalizar (clinicamente) os fenômenos como correntes vegetativas, a questão do econômico-energético-sexual, contida na noção de caráter e couraça muscular. As produções histéricas, ao largo das estruturas anatômicas específicas, são um bom exemplo. Equacionar todas essas questões a meros estados neuronais é, no mínimo, simplista, mas, principalmente, insuficiente como instrumento clínico.

Pensar na identidade soma-psique não é o mesmo que reduzir a imensa gama e variedade de fenômenos que dizem respeito à vida emocional a arranjos nervosos. Fico feliz de, nisso, estar na companhia de E. O. Wilson,[7] biólogo, pioneiro da sociobiologia e biodiversidade e um dos maiores cientistas vivos. Diz ele:

> [...] *Agora, indo ao x do problema... O que é a mente? Os cientistas do cérebro compreensivelmente driblam a pergunta...* A maioria acredita que as propriedades fundamentais dos elementos responsáveis pela mente-neurônios, neurotransmissores e hormônios – são razoavelmente bem conhecidas. O QUE FALTA É UMA COMPREENSÃO SUFICIENTE DAS PROPRIEDADES EMERGENTES, HOLÍSTICAS DOS CIRCUITOS DE NEURÔNIOS E DA COGNIÇÃO, A FORMA COMO OS CIRCUITOS PROCESSAM AS INFORMAÇÕES PARA CRIAR A PERCEPÇÃO E O CONHECIMENTO. [...]. (grifo meu).

Este biólogo sabe que há um "algo mais", sabe que algo... escapa, percebe que a noção de arranjos em "redes", de inter-relação de centros nervosos é básica, necessária, mas... insuficiente. Talvez, talvez! Uma "propriedade emergente"... Correndo o risco de me repetir, diria: "orgonômico", não?

Vamos agora ver o que tem a dizer a esse respeito um autor reichiano e simpático ao modelo neurocientífico. Mas lembremos: no início deste artigo, dissemos que iríamos criticar posicionamentos que, no nosso entender, ao invés de ampliar ou facilitar o contato do

---

7. Wilson, E. O. *A unidade do conhecimento*. Rio de Janeiro, Campus, 1999.

pensamento reichiano com outras áreas e saberes, servem para "esvaziá-lo" indevidamente. Obviamente, para fins desse artigo, vamos nos ater àquelas formulações que consideramos negativas, o que não quer dizer que não apreciemos outras ou mesmo o conjunto do seu trabalho. Este esvaziamento, por sua vez, dar-se-ia pelos motivos apresentados anteriormente, ou seja, a desconsideração do pensamento reichiano como CONJUNTO e um afastamento da questão da sexualidade, de um ponto de vista reichiano (genitalidade). Mas vamos lá:

Em seu artigo, "Contribuições das neurociências à teoria da psicoterapia pós-reichiana", o autor, José Ignácio T. Xavier (J. I.)[8] comenta:

> O primeiro ponto é a freqüência com que se utiliza o conceito de energia por um viés que, inadvertidamente, acaba por excluir os processos energéticos inerentes à fisiologia do organismo [...] quem utiliza procedimentos corporais em psicoterapia deveria conhecer a ordem energética e informacional que governa o domínio do orgânico antes de substituí-la por outras concepções que a contornam [...]

De acordo, sem dúvida. O termo "energia" tem sido usado de forma tão inconseqüente no nosso meio, que hoje não passa de um fantasma da concepção original... mas continuemos. A seguir encontramos: *"Tal desvio 'por fora' do corpo inibe desenvolvimentos técnicos apoiados na realidade somática..."*
Quais desvios? De Reich? De seus seguidores? Mais adiante ainda:

> [...] é importante salientar que o ponto de vista que aqui defendo não invalida, *a priori*, as observações reichianas do período orgonômico. Trata-se apenas de incluir as leis anturais do corpo sem prejuízo da hipótese energética referenciada na ordem implícita (o autor aqui refere-se a David Bohm).

---

8. Xavier, J. I. "Contribuições das Neurociências à teoria da Psicoterapia Corporal". In: *Reich contemporâneo: perspectivas clínicas e sociais*. Rio de Janeiro, Sette Letras, 1998.

Essa afirmação é bastante questionável. Primeiro porque, no nosso entender, invalida sim e indevidamente, e porque a comparação da teoria do orgone com a da "ordem implícita" de David Bohm foi, no mínimo, infeliz. A teoria do orgone é uma hipótese extremamente fundada em experimentos e observações factuais, inclusive e, principalmente, na clínica. A hipótese de Bohm é, sem dúvida, correlata, mas está longe de ter as nuanças e especificidades da orgonomia e, por isso, não se pode usar uma como sinônimo da outra. Orgonômico não é o mesmo que passagem do "mundo imaterial" ao "material", ao sabor de um obscuro "desígnio" matricial postulado. Por isso mesmo, a afirmação de J. I. sobre uma suposta oposição entre noções orgonômicas e descobertas mais recentes nas neurociências não faz sentido, a não ser que nos fixemos em patamares mais rasos. Por exemplo, é próprio do funcionalismo orgonômico reconhecer na natureza e em seus mais diferentes domínios processos que se caracterizam pela evolução a partir de patamares anteriores, com a característica de, no seu próprio desenvolvimento, produzirem funções, órgãos mais especializados e também DIFERENCIADOS. A comparação entre o organismo de um mamífero superior e um protozoário é um bom exemplo. Em ambos as funções vitais estão presentes. A "psicologia" do mamífero superior é o correlato da "percepção" do outro. A constatação, portanto, da importância do conhecimento a respeito da relação existente entre "arranjos nervosos" e vida emocional e psíquica é algo que contribui para o esclarecimento daqueles funcionamentos que expressam justamente a "sofisticação" e a especialização orgânica mencionadas antes, não ficando esta concepção, por si só, em antagonismo com as formulações energético-orgonômicas. Não se excluem, coexistem! A não ser que se cometa, aqui, o mesmo erro da psicanálise: tomar a parte pelo todo.

Podemos dar continuidade a essa temática em outro texto do autor de "Bases Neurais e Lingüísticas da Psicoterapia Corporal"[9] fortemente apoiado no capítulo "Contato psíquico e correntes vegetativas" do livro *A análise do caráter* e nas idéias de Antonio Damásio. Há uma citação de Damásio, neste texto, que entendo como central no desenvolvimento do artigo de J. I. É a seguinte: *"A essência de um*

---

9. _____. "Bases Neurais e Lingüísticas da Psicoterapia Corporal". In: *Revista da Sociedade Wilhelm Reich*, 1998.

*sentimento (o processo de viver uma emoção) não seria uma qualidade mental ilusória, associada a um objeto, mas a percepção direta de uma paisagem específica: a paisagem do corpo".*

A partir disso e incluindo aqui a temática reichiana, J. I. comenta:

> A janela aberta para o nosso panorama corporal bem poderia ser a tradução neurobiológica do conceito reichiano de contato vegetativo e sua perda (por lesão) ou fechamento (por inibição neural) implicaria o obscurecimento do sentimento de nossa unidade somatopsíquica [...] o que poderia corresponder ao conceito reichiano de perda de contato [...].

Parece uma correlação interessante... a não ser pelo fato de, como veremos adiante, para J. I. "corresponder" significa: reduzir-se a!

Continuemos. Pouco mais adiante, dando continuidade ao tema "contato psíquico", é apresentado o pensamento reichiano sobre noções como contato vegetativo imediato e contato substitutivo.

Isso inclui a descrição da dissociação do impulso biológico unitário (a partir da repressão) e da conseqüente possibilidade da instauração de uma situação em que um impulso se volte contra o outro, como defesa ou, ainda, a descrição da possibilidade de parte da energia do impulso ser usada contra este, também como defesa. Menciona-se, ainda, a observação reichiana sobre "somente o conteúdo da proibição derivar do mundo externo, enquanto sua energia (catexia) provém das reservas de energia do próprio indivíduo".

Sobre esta última parte, J. I. comenta:

> [...] quando Reich menciona a energia necessária para a instauração da contraparte inibitória do impulso, pode-se imaginar que tal energia NADA MAIS SEJA [grifo meu] do que aquela consumida na manutenção da rede neural – pré-frontal

De novo, o "nada mais que"...

E ainda: "[...] *é minha opinião que não se pode levar em consideração hipóteses energéticas que ignorem o papel decisivo do cérebro e suas funções integrativas no funcionamento do organismo em suas relações com o meio ambiente*".

Duas questões: primeiro, quem ignora? Reich? Os outros? Até agora, foram as formulações reichianas que apareceram criticadas aqui. E repito: onde a hipótese orgonômica conflita com a idéia do cérebro numa função especializada, organizadora? O conflito aqui é outro. É o conflito entre a orgonômica e uma abordagem que coloca o sistema nervoso central no papel de principal responsável pela produção e CRIAÇÃO de emoções (confundindo até afeto e emoção) e personalidade.

A segunda questão diz respeito exatamente a isso: se justapusermos dois momentos de J. I., o comentário contido no primeiro artigo (já citado) sobre o que seria uma utilização indevida do referencial energético, que estaria impedindo o desenvolvimento de hipóteses teóricas baseadas na realidade somática, e este último, que menciona referenciais energéticos que hipoteticamente não estariam considerando o papel decisivo do cérebro, chegamos à conclusão de que... é o autor que prefere a hipótese neurofisiológica, EXCLUINDO a orgonômica, não o contrário. E, como deve estar claro, o energético como referencial e como conceituação parece ser a causa do desconforto específico do autor.

Se não, vejamos: teremos de nos alongar aqui para demonstrarmos mais adiante o que afirmamos há pouco e justificar o próprio título deste trabalho. Por isso, pedimos um pouco de paciência ao leitor.

Ainda no exame da questão "contato substitutivo", segue o texto de J. I.:

> A partir da dissociação do impulso original, Reich identifica dois modos de contato com a realidade: o contato vegetativo imediato (cvi) e o contato substitutivo, ou pseudocontato (cs). REICH NÃO É CAPAZ [grifo meu] de conceituá-lo com clareza, fazendo apenas uma distinção em termos clínicos, observando que "a dificuldade está no fato de o contato substitutivo também se basear na energia vegetativa. (p. 335)[10]

E segue:

> Em termos energéticos isso será explicado posteriormente como o resultado DE UMA ALTERAÇÃO DO MOVIMENTO DA ENERGIA [grifo meu]. O risco de nos contentarmos com uma explicação de ordem PURAMENTE ENERGÉTICA [grifo meu] traz consigo o erro de repe-

---

10. Reich, W. *Análise del caracter*. Buenos Aires, Paidós, 1975.

tirmos o erro cartesiano pelo avesso: menosprezar o corpo e seus sistemas não em função de uma "razão superior" transcendental que exclui da cena mas em termos de uma energia "superior transcendental que também acaba por excluí-lo do processo, embora fale em seu nome.

Vamos examinar agora as duas últimas afirmações de J. I. sobre Reich "não ter sido capaz" de conceituar claramente o que é contato substitutivo. Basta ir à página citada e perceber o absurdo da afirmação. O que Reich faz naquela página é ocupar-se com uma DESCRIÇÃO dos fatores clínicos que chamaram sua atenção, não uma conceituação. Quem está acostumado ao estilo de Reich sabe que em seus textos ele costuma apresentar a maneira como as questões chegaram a ele, numa espécie de "revivência", e os caminhos que foi percorrendo, na tentativa de solucioná-las. Exatamente neste momento no texto, estamos num lugar onde Reich se empenha nisso, para só adiante apontar para conclusões generalizadoras. E isso se dá ao longo de um capítulo de 58 densas páginas, carregadas de conceitos, raciocínios, narrativas de casos etc. E é ao longo dessas páginas, em especial ao longo da 355 e em razão de um estudo de caso mencionado, que se chega à formulação da relação entre contato substitutivo, falta de contato, angústia orgástica, incapacidade de entrega vegetativa (base nuclear e funcional de toda função defesa, como também apresentado em outro artigo meu)[11] e medo de queda fisiologicamente ancorado, além de servir de base para a postulação não só da interligação, mas da natureza antitética dos funcionamentos biopsíquicos. Definir a descrição de toda essa inter-relação de fatores como apenas "o resultado da alteração do movimento da energia", como faz J. I., é confundir o simples, no sentido de essencial, com o simplório. Comparativamente não se pode definir a literatura policial, como "uma trama em que o mordomo é o culpado"! Sua crítica "uma explicação de ordem puramente energética" contém de novo o sentido de "limita-se a". E onde o "desprezar o corpo e seus sistemas", grifado, se todo o capítulo refere-se a como se deu a investigação... que paulatinamente levou ao... corpo! Lembremos: falamos do período caracteroanalítico, e de como a abordagem das defesas de caráter,

---

·11. Maluf Jr., N. J. "Psicanálise Somática de Base Orgonômica". In: *Reich contemporâneo: perspectivas clínicas e sociais*. Rio de Janeiro, Sette Letras, 1998.

via método psicanalítico, trouxe à cena a fisiologia via MOVIMENTOS INVOLUNTÁRIOS E CORRENTES VEGETATIVAS. Isso leva a crer, então, que o que J. I. quer dizer com desprezo ao corpo e seus sistemas é... não preferência pelo cerebral (neural) e seus sistemas. Trocar um, pelo outro.

## Conclusão

Os artigos citados por nós aqui foram escritos por pessoas com pontos de vista definidos os quais admiramos. Criticamos suas conclusões e posicionamentos, não seus esforços e interesses.

O que procuramos demonstrar neste artigo foi a ausência marcante, em todos estes posicionamentos, do fator econômico. O que, no nosso entender, caracteriza-os como pré-reichianos. Utilizar-se da noção de uma "energia" qualquer, sem propriedades específicas, ou meramente aceitar a hipótese de unidade biopsíquica, não é suficiente, por si só, para definir algo como reichiano. Da mesma forma que a psicanálise constitui-se de uma metapsicologia e um método clínico, em permanente interdependência, como bem demonstra em seu artigo Mezan,[12] o mesmo fenômeno se dá com o pensamento reichiano e o conjunto de seus componentes e suas interligações, o funcionalismo orgonômico.

A atenção dedicada por Reich ao fator econômico é algo que percorre toda a sua obra, não por adesão filosófica, mas pelo simples fato de ter sido esta que inaugura e distingue o próprio pensamento reichiano. A noção de unidade biopsíquica foi descoberta ao longo de seu trabalho clínico, via análise do caráter e em razão do surgimento das correntes vegetativas. Não foi um pressuposto *a priori*. Tudo o que conhecemos de Reich, na clínica, em experimentos de laboratório, na física etc., decorre disso. Não há só um elemento dessa composição que possamos "pinçar" e retirar dessa perspectiva sem condenar nossa compreensão a uma dimensão "rasa". Lógico, pode-se criticar seu pensamento. Mas desde que se leve em consideração TODOS os seus pressupostos.

Primeiro, freudianos transformaram um referencial energético, a libido, em figura de linguagem. Que não estejam os reichianos, agora, prontos a varrê-lo para debaixo do tapete.

---

12. Mezan, R. "Psicanálise e Psicoterapias: Qual a relação?" In: *Tempo de muda*. São Paulo, Companhia das Letras, 1998.

# Referências bibliográficas

CÂMARA, M. V. A. "A Propósito da (des)Construção de Alguns Conceitos na Teoria de Wilhelm Reich — A perspectiva Deleuziana". In: *Reich contemporâneo: perspectivas clínicas e sociais*. Rio de Janeiro, Sette Letras, 1998.

GOULD, S. J. "Mais luz sobre as folhas". In: *Dedo mindinho e seus vizinhos. Ensaios de história natural*. São Paulo, Companhia das Letras, 1993.

HORGAN, J. *O fim da ciência: uma discussão sobre os limites do conhecimento científico*. São Paulo, Companhia das Letras, 1998.

LE DOUX, J. *O cérebro emocional*. Rio de Janeiro, Objetiva, 1998.

MALUF Jr., N. J. "Psicanálise Somática de Base Orgonômica". In: *Reich contemporâneo: perspectivas clínicas e sociais*. Rio de Janeiro, Sette Letras, 1998.

MEZAN, R. "Psicanálise e Psicoterapias: Qual a relação?" In: *Tempo de muda*. São Paulo, Companhia das Letras, 1998.

REICH, W. *Análise del caracter*. Buenos Aires, Paidós, 1975.

SOCKAL, A. D. & BRICMONT, J. *Imposturas intelectuais, o abuso da ciência pelos filósofos pós-modernos*. Rio de Janeiro, Record, 1999.

XAVIER, J. I. "Contribuições das Neurociências à Teoria da Psicoterapia Corporal". In: *Reich contemporâneo: perspectivas clínicas e sociais*. Sette Letras, 1998.

_____. "Bases Neurais e Lingüísticas da Psicoterapia Corporal". In: *Revista da Sociedade Wilhelm Reich*, 1998.

WAGNER, C. M. *Freud-Reich: continuidade ou ruptura?* São Paulo, Summus, 1996.

WILSON, E. O. *A unidade do conhecimento*. Rio de Janeiro, Campus, 1999.

# Do corpo ao incorporal ou da estrutura aos fluxos desejantes

Marcus Vinicius A. Câmara*

*Não sou eu quem me navega
Quem me navega é o mar
Não sou eu quem me navega
Quem me navega é o mar
É ele quem me carrega
Como nem fosse levar.*

Paulinho da Viola e
Hermínio Bello de Carvalho

## Introdução

Este trabalho se propõe a investigar e a produzir relações possíveis entre alguns escritos de Wilhelm Reich e Gilles Deleuze-Félix Guattari. Para tanto, foram feitos cortes nas respectivas obras e se concentrou o enfoque nos conceitos de estrutura, caráter, fluxo desejante, campo social, atravessamento e ação coletiva.

Ao perceber os pacientes resistindo ao trabalho terapêutico, Reich sugere que eles notem *como* pensam, sentem e se expressam.

---

\* Psicólogo, psicoterapeuta corporal formado por Romel Alves Costa, mestre e doutorando em psicologia pela UFRJ. É também autor de artigos e co-autor do livro *Reich contemporâneo: perspectivas clínicas e sociais*. Coordena grupos de formação de psicoterapeutas corporais sob o enfoque clínico/social e é membro da APCRJ.

A partir dessa abordagem, Reich registra que existe uma forma específica do sujeito se conduzir e a isso ele chama caráter. O passo seguinte é identificar as estruturas básicas de caráter, seus traços centrais e periféricos, e pesquisar como cada estrutura estaria vinculada a uma fixação infantil e a uma finalidade própria. Deleuze e Guattari, por outro lado, explodem o modelo, a forma e a estrutura. Eles objetivam a desconstrução da identidade em nome do devir. Almejam conectar os fluxos desejantes. Querem tocá-los lá onde os fluxos são produzidos, não no corpo organizado, mas no corpo sem órgãos. Ali onde só o sentido, as impressões, os segmentos são originados. Deleuze e Guattari rompem com a totalidade. "Tudo" é "objeto parcial", não porque lhe falte algo, mas porque tudo não é tudo já que é sempre mais alguma coisa: são conexões formando devires não passíveis de apreensão.

Reich faz uma análise brilhante do quanto os corpos estão sujeitos a uma sociedade autoritária, que lhes imprime o conformismo ao *status quo*. E Reich é absolutamente inovador quando relaciona essa opressão à repressão sexual. Dizendo de outra maneira: a última contribui para a formação de indivíduos adaptados ao autoritarismo. Além disso, faz uma crítica contundente à Igreja, à escola e à família, uma vez que as considera aliadas ao Estado fascista.

É a partir dos corpos atravessados pelo campo social que Deleuze e Guattari descortinam seu olhar. Se, por um lado, a ordem social estabelecida se faz presente na "domesticação" dos corpos, estes autores, por outro, evocam o espaço do *diferente*, do caos e da desordem como forma de combate à rotulação do capitalismo. Se a organização social vigente classifica, territorializa e codifica, Deleuze e Guattari rumam na direção da desterritorialização e da descodificação, pois a ordem social nunca consegue dominar tudo, sempre algo lhe escapa.

De acordo com Reich, indivíduos auto-regulados, sem couraças rígidas, buscariam trabalhar com o que fosse vitalmente necessário à sociedade e, ao fazê-lo, constituiriam uma sociedade de trabalhadores, que ele denominou *democracia do trabalho*. Viver sem medo da liberdade e em regime de autogestão social seriam os seus princípios — não modelo, mas princípios!

Deleuze e Guattari são inventores. Inventam linhas de fuga por onde os fluxos desejantes possam escapar. São matilhas, coletivos de sujeitos formando máquinas de guerra — mecanismos de combate que o Estado não consegue dominar. São nômades, indivíduos que caminham no estreito limiar entre as ciências, as artes, a literatura, a filosofia. São bandos-devir, cuja forma é fugidia e cuja força está enraizada no desejo *continuum*. É a horda de fluxos desejantes. É a conjunção das diversidades.

## A estrutura conserva e o fluxo transforma

Segundo Reich,[1] a estrutura de caráter é resultante das relações do ego com o id e do ego com o mundo exterior. Se a pressão do id ou da sociedade torna-se muito forte, o ego se rigidifica e forma uma blindagem para se proteger das forças que são dirigidas contra ele. Esta rigidez do ego é a base em que está fundada uma forma singular de reação ou blindagem de caráter.

Na análise do caráter (este compreendido como o que caracteriza a típica conduta biofísica), Reich buscava evidenciar o fator quantitativo da vida psíquica, enquanto a psicanálise tratava fundamentalmente de qualidade. O que importava na análise do caráter era a quantidade de libido contida ou descarregada. Isso era o que alimentava a neurose. Desse modo, além de tornar consciente o material reprimido mediante a transferência, o paciente deveria liberar a energia bloqueada mediante a plena entrega sexual. Assim, a vida genital regulada e satisfatória tornar-se-ia um dos objetivos da análise do caráter.

É a partir desse enfoque que Reich identifica algumas formas de caráter: o histérico e seu comportamento afetado; o compulsivo e a tentativa de controle da vida; o fálico narcisista e sua arrogância narcísica; e o masoquista e a impossibilidade de amar. Estes são apenas os traços centrais que, na verdade, estão associados a uma série de outras características.

A seqüência da observação do comportamento do paciente no trabalho de Reich o leva à compreensão de que à "blindagem de caráter" correspondia uma "couraça muscular". Esta passava a ser um aprisionamento da naturalidade corpórea e da pulsação de vida no indivíduo, ao mesmo tempo que era uma defesa contra os ataques do contexto social. A relação entre blindagem e couraça implicava em uma outra mais ampla, a saber: a unidade mente/corpo. Então, Reich

---

1. Reich, W. *Análise do caráter*. São Paulo, Martins Fontes, 1998.

percebe que psique e soma são interligados e, de fato, formam *um* só organismo. Dessa maneira, o seu olhar para o corpo e a própria produção de corpos se modificam. Ao trabalho de flexibilização das couraças e resgate da pulsação vital ele denominou de vegetoterapia.[2] Esta possuía como meta principal a auto-regulação — o equilíbrio dinâmico do organismo.

Reich conclui que há três níveis na estrutura organísmica. No estrato superficial, o homem vive de acordo com padrões sociais: ser "comedido, atencioso, compassivo, responsável, consciencioso". No estrato intermediário, encontram-se impulsos "cruéis, sádicos, lascivos, sanguinários e invejosos". No estrato mais profundo, está o cerne natural, o centro da personalidade. Lá o indivíduo é "honesto, trabalhador, cooperativo, que ama e, tendo motivos, odeia".[3] Um dos objetivos de Reich era contribuir para que seus pacientes entrassem em profundo contato com esse núcleo, com as correntes energéticas — orgonóticas[4] — vivendo um processo de balanceamento — carregar e descarregar energéticos — identificado como auto-regulação. Esse trabalho de Reich é conhecido por orgonoterapia.

Em suma, Reich observava o caráter como estrutura. Algo que pudesse ser traduzido como um rosto, uma forma a ser compreendida, uma "coisa em si" com identidade e centro. Marcas de caráter comuns às pessoas, classificando-as: neurótico ou genital, patológico, desviado ou "natural". Ou, ainda, buscando identificar o que faltava àquela estrutura para ela ser isto ou aquilo. O seu enfoque holista relia mente e corpo como uma só unidade, objetivando o equilíbrio energético.

No entanto, aos olhos de autores como Deleuze e Guattari,[5] tudo é produção, processo, fluxo e máquinas desejantes: produção de ações, de paixões, de marcações, de consumo, de angústia. A "coisa em si" dissolve-se porque todo "objeto" supõe a continuidade de um fluxo e todo fluxo, o esfacelamento do "objeto". Assim, não existe homem em si, natureza em si, formas; na realidade são máquinas —

---

2. Reich, W. *A função do orgasmo*. São Paulo, Brasiliense, 1984.

3. Idem, *Psicologia de massas do fascismo*. São Paulo, Martins Fontes, 1988, p. XVI.

4. Termo referente à energia orgônica ou orgone — energia cósmica primordial. Ver em Reich, W. *La Biopatia del Cáncer*. Buenos Aires, Nueva Vision, 1985; Reich, W. *Ether, God and Devil and Cosmic Superimposition*. Nova York, Farrar, Strauss & Giroux, 1979.

5. Deleuze, G. & Guattari, F. *O anti-Édipo*. Rio de Janeiro, Imago, 1976.

já que produzem — elos e forças transversais que cortam *devires* ("vir a ser" constante).

Antes há o corpo sem órgãos, produção primária, *numen* (energia de inscrição disjuntiva), corpo "não-organizado", sem identidade, prenhe de devires, deslizante, escorregadio e cortante (atravessador). A identidade é fundamentalmente fugidia. Há uma série de identidades, série sem centro, devir-descentrado. E como não há centro, não há "eu". Desse modo, há o homem que passa por uma série de estados, tornando-se menos rosto e mais luz.

A grande invenção da psicanálise foi a produção desejante, as produções do inconsciente, que foram perdidas — de acordo com Deleuze e Guattari — quando no lugar do inconsciente produtivo (usina) colocou-se um inconsciente que só podia exprimir-se (o mito de Édipo, a tragédia, o sonho). Mas, para estes autores, ao desejo não falta nada. A falta e o fantasma são organizados na produção social, nas redes sociais, como aponta Michel Foucault.[6] A falta nunca é primeira, a produção, sim. Não existe falta, existe diferença. E complementa Roberto Machado:[7] "[...] *o que retorna é sempre a diferença aliada à vontade de potência*". Neste sentido a *estrutura* (psicanálise) cede lugar aos *fluxos desejantes* (esquizoanálise)[8] e a eles nada falta porque não são idealizados como uma estrutura. Deleuze e Guattari instauram, dessa maneira, a reversão do platonismo,[9] pois para eles o desejo já é tudo o que pode ser. É preciso encontrar a vontade de potência no sentido nietzscheano:[10] ser o máximo que se puder ser, transcendendo o homem, mas ao mesmo tempo com o maior contato possível com o "si mesmo". Super-homem é superdobra:[11] a grande dobra assinala que a exterioridade guarda, no verso, a interioridade.

A produção desejante é multiplicidade. A multiplicidade transcende o *um*. A totalidade, seja como forma original, seja como algo a ser atingido, está descartada. Não há um "todo integrado". Há somente

---

6. Foucault, M. *Microfísica do poder*. Rio de Janeiro, Graal, 1990.
7. Machado, R. *Deleuze e a filosofia*. Rio de Janeiro, Graal, 1990, p. 81.
8. Tem como objeto de estudo o corpo sem órgãos, o incorporal, os fluxos desejantes.
9. Segundo Platão a nos mover estava a busca da forma perfeita, no plano das idéias: o amor perfeito, o trabalho ideal etc.; no plano da realidade: as imperfeições e faltas correspondentes às figuras do plano das idéias.
10. Deleuze, G. *Nietzsche*. Lisboa, Edições 70, 1994.
11. Idem, *Foucault*. São Paulo, Brasiliense, 1991.

singularidades, conexões sem fim, fluxos. Assim, não há equilíbrio estrutural, mas desequilíbrios que, longe de serem resultantes patológicos, são inventores de novos acontecimentos.[12] O equilíbrio e a lei tentam romper o desejado porque este é sempre desordenado e desordeiro.

Um outro conceito que Deleuze e Guattari[13] produzem para fazer frente à noção de estrutura é o de *rizoma*. Este não tem início nem fim, e é pelo meio que ele aumenta e transborda. Enquanto a estrutura é constituída de pontos e posições, o rizoma é composto de linhas de segmentaridade, de escapes, de desterritorialização. Ao passo que a estrutura implica um centro, o rizoma é sistema acentrado, estados em velocidade. O rizoma não é uno, nem múltiplo, é multiplicidade. A velocidade transforma o ponto em linha. Rizoma é erva e não árvore, como a estrutura. Rizoma expande-se para todos os lados, não possui um jeito arborescente de ser (indo do menos diferenciado ao mais diferenciado). Rizoma é conexão.

## O campo social como atravessamento

De acordo com Reich, a repressão sexual estabelecida pela sociedade capitalista patriarcal tem a intenção, não só de causar danos à espontaneidade sexual dos indivíduos, pelo incremento do sentimento de culpa, do medo e do arrependimento, mas também, de criar indivíduos dóceis, obedientes e sujeitados — como igualmente assinala Foucault[14] — e pouco questionadores como retratam algumas de suas obras com fortes raízes sociológicas.[15]

A família, a Igreja e a escola constituem alvos do olhar crítico de Reich uma vez que agenciam a impotência[16] e a dificuldade de entrega genital plena. A forte moral sexual conservadora dessas instituições reforça o casamento compulsório e o ascetismo durante a juventude.

---

12. Ver esta noção em Deleuze, G. *Lógica do sentido*. São Paulo, Perspectiva, 1994.
13. Deleuze, G. & Grattari, F. *Mil platôs — capitalismo e esquizofrenia*. São Paulo, Editora 34, 1995.
14. Foucault, M. *Vigiar e punir*. Petrópolis, Vozes, 1996.
15. Reich, W. *O combate sexual da juventude*. São Paulo, Epopéia, 1986; *As origens da moral sexual*. Lisboa, Dom Quixote, 1988; *A revolução sexual*, Rio de Janeiro, Jorge Zahar, 1976.
16. Este termo não tem só um sentido sexual mas também um alcance mais amplo.

Aquelas organizações são as guardiãs da propriedade privada, que é a base de sustentação do capitalismo.

Em seguida Reich traça um mapa que compreende a relação da sociedade autoritária — agora não mais se restringindo somente ao aspecto capitalista — com a estrutura emocional do "homem médio" que a adota e reforça os seus princípios fascistas. Reich decreta: *"Foi a estrutura humana autoritária, que teme a liberdade, que possibilitou o êxito de sua propaganda"*.[17] A submissão dos indivíduos os leva a procurar um agente externo salvador (pai, nação, líder) e a não retomarem a sua própria potência.

Deleuze e Guattari[18] operam uma relação entre *estrutura/neurose,* como também, *fluxos desejantes/esquizofrenia* e o *capitalismo*, a atravessá-los. Estes autores assinalam que se a psicanálise se fundamenta no modelo da neurose/estrutura e aponta a superação do Édipo, o amadurecimento da pessoa pela integração à lei, pelo respeito à autoridade, portanto, à ordem social estabelecida; a esquizoanálise percorre outra direção: a esquizofrenia é o limiar por onde passam os fluxos desejantes em um corpo sem órgãos, desterritorializado, diferenciado da produção social mais comum; a esquizofrenia arrebenta com a produção capitalista, daí ser sua inimiga; a esquizofrenia é resultante do capitalismo, mas, ao mesmo tempo, lhe escapa; além do mais ela é desfigurada e não enquadrável — loucura?, patologia?, processo?, marca do gênio?!

Se a psicanálise fundamenta sua teoria na estrutura que se organiza ao redor de algo que falta, a esquizoanálise propõe estudos: do inconsciente que transcende as pessoas, as leis, as estruturas; da sexualidade não-humana no sujeito — para além da representação antropomórfica uma vez que somos todos os "sexos" possíveis; da desterritorialização dos fluxos de desejo em combate com a territorialização proporcionada pela noção de estrutura.

Os corpos seguem uma maturação, um envelhecimento. As forças sociais, históricas, filosóficas, desejantes que cortam esses corpos são incorpóreas. A interpenetração do corpo com o campo social está no âmago das expressões corporais e é este campo social com seus tentáculos infinitos que deve ser desvelado a começar do corpo.[19]

---

17. Op. cit., p. 38.
18. Op. cit.
19. Câmara, M. V. A. "Contribuições para a atualização da noção de corpo na teoria de Wilhelm Reich pela ótica foucaultiana". In: *Arquivos Brasileiros de Psicologia*. Rio de Janeiro, Imago, vol. 49, nº 2, 1977.

# A ação coletiva

Já no período entre 1927 e 1937, Reich adotava formas de pensar e agir de cunho nitidamente anarquista, valorizando a autogestão social, que ele denominava "democracia do trabalho".[20]

> *A democracia do trabalho é baseada essencialmente em dois fatores:*
> *a) Um trabalhador é aquele que executa um trabalho socialmente necessário; (...).*
> *b) A responsabilidade social repousa na sociedade dos trabalhadores e não no indivíduo privado ou nos funcionários públicos.*[21]

Reich, entretanto, não se reporta a um paradigma rígido, uma vez que ele crê que a democracia do trabalho seria uma "conseqüência natural" da auto-regulação dos indivíduos.

Em 1942, ele acrescenta capítulos finais à 3ª edição da obra *Psicologia de massas do fascismo*, referentes à democracia do trabalho. Na sua visão, quando o homem prescinde do autoritarismo, ele se auto-regula, e vice-versa. A diferença entre o anarquismo e a democracia do trabalho é que, na última, a autogestão associada à liberdade só ocorreria se os homens deixassem de ser rigidamente encouraçados e superassem o autoritarismo neles internalizado. Dessa maneira, seria um equívoco pensar em liberdade e autogestão desconsiderando a blindagem de caráter e a rigidez muscular das massas, como fez o anarquismo. Reich costura, dessa forma, uma aliança indissociável entre a auto-regulação organísmica e a autogestão social.

Quanto mais auto-regulado, mais o homem se torna autônomo, capitão de sua alma, dono de seu destino, e luta pela autogestão social; já o indivíduo encouraçado receia a liberdade. A fim de enfrentar o medo, a repressão, o "fazer as coisas" de forma automática e mecânica e não como deveria ser de modo vivido e sentido, o homem deve lutar coletivamente: corpos auto-regulados e livres em uma comunhão de autogestão social — a ação social a partir dos corpos.

---

20. Reich, W. *Les hommes dans l'État*. Paris, Payot, 1978.
21. Idem, p. 60, nota de rodapé, minha tradução.

Sob a perspectiva de Deleuze e Guattari não se pode esquecer que o desejo inconsciente é constitutivo de um campo social. A tarefa da esquizoanálise seria libertar as singularidades pré-pessoais, fazer deslizar os fluxos, proporcionar cortes e revirar o campo social, e isto pode e deve ser feito a começar do corpo. Da mesma forma se pode associar a ciência a outros caminhos como a arte, a literatura e a filosofia contra a cristalização, a fascistização das redes de saber/poder.[22]

E se é verdade que o desejo no indivíduo é sempre coletivo, ou seja, não nasce nele mas no campo social, os indivíduos em grupo, como grupos-sujeito e não grupos sujeitados, podem escapar pelas linhas de fuga e fazer a afirmação do desejo, das máquinas desejantes. Grupos-sujeito, bandos, matilhas de lobos, sendo lobo entre lobos, sentindo a intensidade dos desejos; sendo agenciamento coletivo de enunciação, já que não existe um sujeito sozinho; sendo máquinas de guerra nômades que enfrentam o Estado; sendo corpos sem órgãos.

O corpo sem órgãos — CsO — é o campo de imanência do desejo, o plano de consistência próprio do desejo, lá onde o desejo se constitui como processo de produção sem referência a qualquer exterioridade. Atingir o CsO é a meta da matilha, porque experimentá-lo é conectar desejos, fluxos e um *continuum* de intensidades. Nem enfoques significativos, nem subjetividades controladas, o que se deve buscar são as linhas de fuga, construir rizomas em todos os lugares, a autogestão social.

O plano de consistência (heterogêneos em rede sem deixarem de ser heterogêneos) é composto de *hecceidades*. Ele engloba velocidades e afetos: um homem solitário na praia, a onda que vem vindo, um cheiro de maresia no ar que se mistura à névoa de inverno. Uma *hecceidade* não tem começo nem fim, está sempre no meio. Não é feita de pontos, mas de linhas (pontos em movimento), fragmentos. Ela é rizoma. Linhas que estão entre as coisas. Isso é captar o Cosmo: vibrar em ondas com ritornelos em uníssono respeitando as singularidades. É assim em profundo contato com o desejo que os entes, juntos a outros tantos em transformação, tornam-se transformadores sociais.

---

22. As redes de saber/poder foram estudadas profundamente em Foucault, M. *Vigiar e punir*, op. cit.

# Conclusão

E assim caminhou Reich: da associação livre praticada pelos psicanalistas à análise do caráter, desta à vegetoterapia e à orgonoterapia. O seu percurso foi o de compreender a estrutura, equilibrá-la energeticamente. Entretanto, para Deleuze e Guattari interessa menos a estrutura que o trajeto desestruturante, menos a noção de energia cósmica que o conceito de desejo.[23] Na verdade, o incorpóreo para eles é o CsO, os fluxos desejantes que constituem uma outra conjunção cósmica de diversidades — a dos desejos, sempre os desejos.

O rumo escolhido por Reich também focava a relação "indivíduo em sociedade". Ele estudou o autoritarismo social e suas vicissitudes. Emanam daí figuras de homens que abraçam a docilidade, a obediência e a repressão sexual a qualquer custo. No entanto, formatando um círculo, são essas mesmas características que produzem a sociedade fascista. Já Deleuze e Guattari contribuem com estudos sobre a desterritorialização da codificação imposta pelo capitalismo, a sexualidade não-antropomórfica no homem e a releitura do inconsciente que transborda as estruturas.

Embora Reich tenha deixado de ser marxista, nunca renunciou a ser um revolucionário. Acreditava que à medida que o indivíduo fosse se auto-regulando organismicamente — ganhando mais autonomia funcional — de forma semelhante buscaria a autogestão social — autonomia social denominada por ele "democracia do trabalho". Sob outra ótica, Deleuze e Guattari perseguem transformar o campo social fazendo escorrer fluxos de signos sociais, históricos, políticos, poéticos, artísticos, filosóficos, enfim, desejantes. O sentir, a intensidade, o movimento — isso por si só já é revolucionário — tornam-se focos da atenção de Deleuze e Guattari, que propõem uma conjunção de diversidades, de singularidades constituindo uma revolução permanente.

Portanto, é a partir do corpo que se chega ao incorporal, às intensidades do desejo, à potência do *ser* — como sugere Nietzsche —, às relações de poder/saber que o produzem – segundo Foucault — e aos fluxos desejantes — de acordo com Deleuze e Guattari.

---

23. Câmara, M. V. "A Propósito da (des)Construção de Alguns Conceitos na teoria de Wilhelm Reich — A Perspectiva Deleuzeana". In: *Reich*, op. cit.

Neste caso o objeto de estudo fundamental constitui menos a psique, o corpo, a produção econômico-social e mais os fluxos desejantes que atravessam todas as instâncias. Desse modo, importam menos a estrutura, o *mesmo*,[24] a auto-regulação e mais o *devir*, o diferente, o impensável, as redes de poder/saber, o desejo e o incorporal — o corpo sem órgãos — a multiplicidade, a diversidade de singularidades do bando, o ser mais potente, dissolvido e volátil que se puder ser. Finalmente, este é o desafio definitivo: como sentir a intensidade de tudo isso sem a abolição, a morte? Como superar a redução aristotélica de classificar, rotular e etiquetar, sem paralisia? Este é o destino de todos aqueles que caminham — terapeutas, pacientes, outros, ou, como diz um querido cliente, tudo isto ao mesmo tempo agora.

## Referências bibliográfica

CÂMARA, M. V. A. "Contribuições para a atualização da noção de corpo na teoria de Wilhelm Reich pela ótica foucaultiana". In: *Arquivos Brasileiros de Psicologia*. Rio de Janeiro, Imago, vol. 49, nº 2, 1997.

_____. "A Propósito da (des)Construção de Alguns Conceitos na Teoria de Wilhelm Reich — A Perspectiva Deleuzeana". In: GIBIER, L. e MALUF JR., N. (orgs.) *Reich contemporâneo: perspectivas clínicas e sociais*. Rio de Janeiro, Sette Letras, 1998.

DELEUZE, G. (1986) *Foucault*. São Paulo, Brasiliense, 1991.

_____. (1969) *Lógica do sentido*. São Paulo, Perspectiva, 1994.

_____. (1965) *Nietzsche*. Lisboa, Edições 70, 1994.

_____. & GUATTARI, F. (1980) *Mil platôs — capitalismo e esquizofrenia*. São Paulo, Editora 34, 1995.

_____. (1972) *O anti-Édipo*. Rio de Janeiro, Imago, 1976.

FOUCAULT, M. *História da loucura*. São Paulo, Perspectiva, 1995.

_____. (1979) *Microfísica do poder*. Rio de Janeiro, Graal, 1990.

_____. (1975) *Vigiar e punir*. Petrópolis, Vozes, 1996.

MACHADO, R. (1990) *Deleuze e a filosofia*. Rio de Janeiro, Graal, 1990.

---

24. Esta noção é empregada no texto. Foucault, M. *História da loucura*. São Paulo, Perspectiva, 1995.

REICH, W. (1942) *A função do orgasmo*. São Paulo, Brasiliense, 1984.

_____. (1933) *Análise do caráter*. São Paulo, Martins Fontes, 1998.

_____. (1945) *A revolução sexual*. Rio de Janeiro, Jorge Zahar, 1976.

_____. (1932) *As origens da moral sexual*. Lisboa, Dom Quixote, 1988.

_____. (1951) *Ether, God and Devil and Cosmic Superimposition*. Nova York, Farrar, Strauss & Giroux, 1979.

_____. (1948) *La Biopatia del Cáncer*. Buenos Aires, Nueva Vision, 1985.

_____. (1953) *Les hommes dans l'État*. Paris, Payot, 1978.

_____. (1932) *O combate sexual da juventude*. São Paulo, Epopéia, 1986.

_____. (1934) *Psicologia de massas do fascismo*. São Paulo, Martins Fontes, 1988.

# Reflexões sobre a natureza e a cultura da sexualidade

José Guilherme Couto de Oliveira*

## Introdução

A sexualidade humana é determinada biológica ou culturalmente? Esta é uma questão que tem atravessado diversas áreas do conhecimento, à qual este trabalho pretende contribuir com algumas reflexões.

Primeiramente, cabe apontar que a própria pergunta decorre de uma dicotomia entre natureza e cultura, fruto de uma perspectiva antropocêntrica que vai atribuir ao pensamento simbólico uma descontinuidade ímpar na história do universo.

Em segundo lugar, cabe reconhecer que essa é uma questão antes de mais nada ideológica. Sexualidade e poder se entremeiam em todas as culturas, *potência* e *poder* têm o mesmo radical etimológico. Poder é ter acesso a algum tipo de prazer socialmente valorizado. Em todas as culturas as formas e as influências da sexualidade são estruturantes das relações sociais, tecem os seus fundamentos ideológicos e são mantidas por estes. Este trabalho não tem a pretensão de conseguir se desimplicar de uma dinâmica tão abrangente; há que reconhecer que o que será exposto aqui também é fruto de ideologias.

Em terceiro, a partir do reconhecimento do jogo de poderes e ideologias, gostaríamos de refletir sobre os valores envolvidos e

---

* Psicólogo, psicoterapeuta, orgonomista, membro do CeReich, mestrando em psicossociologia de comunidades e ecologia social no EICOS/UFRJ, onde pesquisa a área de gênero; analista de sistemas, engenheiro com mestrado em cibernética. Editor de publicações eletrônicas na área de psicoterapia corporal, como o *site ORGONizando* e o cd-rom *Saber em movimento*: tecendo a rede das psicoterapias corporais.

sobre os prazeres e os sofrimentos decorrentes. Deixar que a compaixão guie a reflexão para que a construção do conhecimento escape de uma mera busca narcísica que dissocie a humanidade do resto da natureza e de si mesma.

A sexualidade é um termo de múltiplas acepções, algumas bem amplas, outras mais estritas. Neste trabalho, usaremos um significado que englobe os seguintes aspectos:

- o sexo biológico (características genotípicas e fenotípicas de meu corpo);
- a orientação sexual (quem desejo);
- a identidade sexual (quem acredito ser);
- o papel de gênero (como me comporto);[1] e
- a prática erótica (como faço sexo).

Cada um desses aspectos comporta um espectro contínuo e não meros pólos opostos.

## Referenciais teóricos

Segundo Bourguignon (1990), foi a saída do nomadismo e a fixação do homem ao solo que propiciaram a atual forma patriarcal de organização social com um domínio do homem sobre mulheres e crianças. Essa organização buscou diversas formas ideológicas de garantir a dominação, que variaram ao longo da história humana. O pensamento ocidental até o século XVIII era baseado no *one-sex model*, em que havia a referência de um único sexo, o do homem, do qual a mulher era uma mera inversão.[2] Após o reconhecimento do sexo feminino como um referencial distinto, foi o homossexual que passou a assumir o lugar do homem invertido. A teoria do *determi-*

---

1. Estas quatro primeiras características foram citadas em Picazio, 1996, pp. 13-24, em que ele nomeia o papel de gênero de papel sexual.
2. Costa. J. F. "O referente da identidade homossexual". In: *Sexualidades brasileiras*. (orgs.) Parker, R. & Barbosa, R. M. Rio de Janeiro, Relume Dumará, 1996, pp. 68-70

*nismo biológico*, que buscava na anatomia e na fisiologia justificativas para as relações de poder vigentes, passou então a fundamentar os papéis de gênero na sociedade industrial moderna.

Costa (1989) vai mostrar como os papéis do homem e da mulher foram reconstruídos no Brasil com a passagem da Colônia ao Império. Nessa época, era necessário consolidar a nova nação brasileira. Uma soberania nacional é apoiada em um tripé econômico, militar e cultural.[3] Era necessário povoar o país de forma a garantir uma força de trabalho adequada e unificar a nação em torno do conceito de pátria. Nesse período, o movimento higienista estava promovendo uma drástica redução nas taxas de mortalidade, o que resultou em um crescimento populacional exponencial da humanidade. Com a autoridade de quem "controla a morte", os higienistas forneceram a base ideológica para a construção dos novos papéis de gênero, combatendo as práticas vigentes no colonialismo, como o casamento endógeno. A família, antes orientada para garantir a propriedade, passou a ser instrumento de defesa do Estado, por meio da proteção e conformação da prole. Agora unida por laços de amor, ela teria os recursos que o Estado não dispunha para preparar tantas crianças para um mercado de trabalho em franca expansão. A sexualidade foi confinada ao casamento indissolúvel, que, sob a égide de garantir a reprodução sadia da espécie, foi moldando as relações em torno de dois valores: a *pureza d'alma* e o *vigor do corpo*. A sexualidade passou a ser valorizada, mas ninguém gozava impunemente; ela era delimitada pelo casamento, centrada na reprodução humana e responsável pela conformação da prole às necessidades da pátria.[4]

Da natureza fisicamente mais frágil da mulher inferia-se uma delicadeza que resultava num destino de amar; da força do homem induzia-se um vigor que o destinava à sensualidade. Ao mesmo tempo, dessa fragilidade da mulher induzia-se uma debilidade na sua constituição moral. A redução do amor ao *amor conjugal reprodutivo* convertia o homem na personagem do pai e a mulher na personagem da mãe. Para amenizar as contradições decorrentes foram construídas válvulas de escape: ao homem é oferecido o machismo – se ele deixou o

---

3. Bauman, Z. 1998. *Depois da nação-Estado, o quê?* p. 69.
4. Costa, J. F. "Homens e Mulheres". In: *Ordem médica e norma familiar*. Rio de Janeiro, Graal, 1989, cap. VI, pp. 215-74.

papel de proprietário do patriarca para cuidar da propriedade dos outros, a ele é oferecida a propriedade sobre a mulher e os filhos.[5]

Com a crescente urbanização, a mulher sai da Casa Grande e gradativamente ganha o espaço das ruas.[6] A ênfase na necessidade de amamentar refreia esse movimento em direção ao espaço público e restringe a sexualidade feminina ao papel da mãe. O prazer de amamentar vai substituir o prazer genital, restrito às poucas ocasiões reprodutivas. Os conflitos femininos passam a ser descarregados por meio de crises nervosas, que as protegiam dos seus opressores e eram medicados pelos doutores;[7] a mulher histérica é o contraponto do homem fálico.

Mas é o próprio sucesso desse modelo voltado para a "proteção" da prole que levará à sua transformação. À medida que as nações se consolidam, o expansionismo advindo dos crescimentos exponenciais (populacional e industrial) vai gerar guerras que rompem essas condições de contorno oitocentistas. Com os homens na guerra, as mulheres saem de casa para trabalhar. A amamentação passa a ser desincentivada, a criação dos filhos extremamente regrada, e o cuidado terno e amoroso passa a ser considerado anticientífico apesar de as crianças nas creches que seguiam este preceitos morrerem em taxas que beiravam, quando não atingiam, os 100%![8]

Freud irá introduzir novas formas de se entender a sexualidade que ainda hoje trazem seus desdobramentos. Ele vai romper com a visão do determinismo biológico, substituindo-a por um determinismo psíquico, em que a sexualidade é função da história do indivíduo, e portanto decorrente das condições culturais em que ela se desenrola. Essa reação ao biológico vai se acirrando ao longo de sua obra, e o próprio conceito de civilização é visto como fruto da necessidade de dominar a destrutividade inerente ao homem.[9] A dicotomia entre natureza e cultura torna-se exacerbada pela cisão entre o natural e o simbólico.

Em contrapartida, Reich traz um modelo em que a destrutividade humana não seria primária, em que os impulsos podem encontrar um

---

5. Idem, op. cit.
6. Freire, G. *Sobrados e mocambos*. Rio de Janeiro, José Olympio, 1951, 4ª ed., Prefácio, pp. XIII-XXXV.
7. Costa, op. cit.
8. Montagu, A. *Tocar*. São Paulo, Summus, 1985
9. Freud, S. *O mal-estar na civilização*. Rio de Janeiro, Imago, 1974.

estado de harmonia social e com a natureza. Ele vai retomar questões biológicas, como a importância do corpo e da energia na sexualidade humana,[10] e, ao mesmo tempo, preocupa-se com a forma como a cultura reprime a sexualidade espontânea.[11]

Os seus estudos sobre as couraças caracterial e biofísica vão levar a um modelo utópico de sexualidade: o caráter genital;[12] ao mesmo tempo que mapeiam a quase totalidade dos seres humanos em um estado, muitas vezes disfarçado, de profunda miséria sexual. Seus estudos sobre o funcionalismo orgonômico[13] vão estabelecer hierarquias de funções na natureza que, ao mesmo tempo que se diversificam ao longo da história evolutiva, herdam as características das funções mais amplas que lhes deram origem. No entanto, nesse quadro, a sexualidade não surge como uma mera especialização dos seres assexuados, mas como uma manifestação de uma função energética mais ampla que abrange todo o Cosmo. Para Reich há um determinismo biológico primário que é modulado por um determinismo psicossocial que o restringe. Diz ele: *"O psíquico constitui uma parte do vivo, mas o vivo não é nem uma parte, nem idêntico ao psíquico. Em conseqüência, pode-se corretamente julgar o psíquico a partir do ponto de vista do vivo, mas não se pode compreender o vivo apenas do ponto de vista psíquico."*[14]

No entanto, o seu modelo de caráter genital fica restrito à equação sexual de um ato centrado em órgãos genitais heterocorporais[15] como *a* forma de se chegar à abrangência da fusão e da função cósmica. O quanto isso era uma restrição dos paradigmas de sua época só vai se revelar mais tarde, com o questionamento de algumas ideologias então vigentes. Por outro lado, o caráter genital revelou-se um estado extremamente evasivo, um vislumbre sem permanência dos poucos que dele se aproximam, condenando os meros mortais à miséria sexual dos que não se genitalizam. Torna-se um mito e, como tal, tende a ser encarado como um modelo, sujeito a se tornar um instrumento de dominação. Passa a ser visto não como um espaço de

---

10. Reich, W. *A função do orgasmo*. São Paulo, Brasiliense, 1975.
11. Idem, *Psicologia de massas do fascismo*. São Paulo, Martins Fontes, 1988.
12. Idem, *Análise do caráter*. São Paulo, Martins Fontes, 1989.
13. Idem, "Orgonomic functionalism, Parts I-IV". In: *Orgone Energy Bulletin*.
14. Idem, ibidem.
15. Idem, *Cosmic superimposition*. The Wilhelm Reich Foundation, 1951.

possibilidades menos restrito que o caráter neurótico, mas como uma forma de ser. Ainda está imbuído de uma conceituação que ao longo da História tem-se mostrado ideológica na boca dos dominadores: *isto é que é o natural.*

No início do século, a Teoria da Relatividade dá um golpe na noção de absoluto, que vai repercutir na noção de verdade em todas as áreas do conhecimento.

O paradigma determinista começa a ser questionado nos anos 20, a partir do Princípio de Indeterminação de Heisenberg, um dos resultados da física quântica. Mas é na segunda metade do século, com o surgimento da Teoria do Caos e dos estudos sobre a complexidade, que começa a haver uma real mudança paradigmática. A história perde a sua linearidade e se bifurca, a verdade deixa de ser única e proliferam as diversidades.

Nos *modelos de influência cultural,* oriundos das pesquisas antropológicas dos anos 20, a sexualidade é percebida como um material básico sobre a qual a cultura se desenrola, ao mesmo tempo que a cultura vai formar os comportamentos e as atitudes sexuais. Sob esse aspecto, eles rejeitam o essencialismo, mas, por outro lado, a sexualidade é assumida como universal e biologicamente determinada; permanece como uma categoria natural inquestionada, que tem por núcleo a reprodução. Eles reconhecem a existência de atitudes que encorajam e restringem uma variedade de comportamentos sexuais, mas não o significado do comportamento em si.

Na sociedade moderna, a entrada gradativa da mulher no espaço público foi tendo desdobramentos cumulativos de longo alcance ao longo das décadas deste século. A prática feminista e os estudos decorrentes começaram a questionar o que era natural e separar sexualidade[16] de gênero, principalmente a partir dos anos 70. Para Gayle Rubin, haveria um conjunto de argumentos por meio dos quais a sociedade transformaria a sexualidade biológica em produtos da atividade humana, pelos quais as necessidades sexuais transformadas seriam satisfeitas.[17] Por outro lado, questões advindas do exame da homossexualidade trouxeram novos questionamentos que incluem as

---

16. Aqui esta palavra é usada *strictu sensu.*
17. Citada por Vance, C. S. "Social construction theory and sexuality". In: *Constructing Masculinity.* (orgs.) Berger, M.; Wallis, B. & Watson, S. Nova York, Londres, Routledge, 1990, p. 38.

próprias categorias classificatórias da sexualidade, levando a inquisição de como essas categorias se constituíram. Essas duas correntes levaram ao desenvolvimento da *teoria da construção social* da sexualidade, que comporta a visão de que atos sexuais fisicamente idênticos têm significados sociais e subjetivos variados, e que as diversas culturas fornecem uma gama extensa de categorias, esquemas e rótulos para enquadrar experiências afetivas e sexuais.[18]

Na sua forma mais radical, a teoria construcionista nega a existência de qualquer impulso sexual indiferenciado que resida no corpo por causa de sensações ou um funcionamento fisiológico. Mas as correntes mais moderadas aceitam a existência de um desejo inerente, que passa a ser reconstruído em formas de atos, identidade, convívio e escolha de objeto. O que está em questão não é apenas a busca de uma causalidade cultural, mas a desconstrução de comportamentos e processos constituídos ideologicamente. A sexualidade reside no significado que é atribuído ao ato, e não no ato como é visto por um estranho. Como afirma Vance, "[...] *a fisiologia do orgasmo e a ereção peniana não servem para explicar o esquema sexual de uma cultura assim como o espectro de audição humana não explica a sua música*".

Esses diversos modelos culturalistas vão tirando uma ênfase que nos últimos séculos tem sido colocada no desvio sexual, na patologia, e deslocando-a para a questão da diversidade. Mas isso também é um comportamento ideológico. Se a sociedade moderna exerce um controle *hard* dos seus membros, calcada na força e na punição, o pós-modernismo veio trazer um controle *soft,* pela manipulação de um desejo que é oferecido, e em que a diversidade de opções serve para encobrir a possibilidade de um desejo que não seja oferecido, mas que brote do sujeito e não do assujeitamento.

A palavra patologia, apesar de ter adquirido uma conotação classificatória com fins excludentes, advém de *pathos*, sofrimento. À medida que reconhecemos que sexualidade e poder estão tão interligados e disso decorrem formas opressivas, cabe reconhecer o que há de prazer e o que há de sofrimento nos significados por trás de cada comportamento sexual e de gênero, inclusive os convencionais. As categorias que nos são oferecidas ideologicamente[19] servem para

---

18. Idem, ibidem, p. 42.
19. Como homo, bi e heterossexual, bastardo, prostituta, mãe solteira etc.

estigmatizar e encobrir uma imensa gama de sentimentos e não para discriminá-los.

Geralmente, existe um sofrimento muito distinto do que lhes imputam os grupos dominantes, e muitas vezes negado pelos próprios envolvidos. Por exemplo, no filme *Leila*,[20] um casal de jovens iranianos apaixonados descobre que não pode ter filhos porque Leila é estéril. O marido não se importa, mas a mãe dele sim, pois ela quer continuar a linhagem da família. Convence Leila de que ela está sendo egoísta, que o marido nega sua frustração por gostar dela, mas que ele gostaria muito de ter um filho, e que ela deveria convencê-lo a casar-se novamente. Ele reluta a ter uma segunda mulher, mas acaba aceitando porque Leila insiste tanto, que isso vai minando a felicidade de ambos. Quando ele casa com outra mulher, Leila não suporta e se separa dele. Ele rompe com a segunda esposa, mas Leila não o aceita de volta, e ambos continuam sofrendo. Mas uma menina havia sido gerada nesse segundo casamento e, na cena final do filme, Leila a vê em uma festa. Seu olhar para a menina revela o quanto ela gostaria de poder gerar uma filha. Esse sofrimento teve de ser encoberto por um pretenso sofrimento do marido ou da sogra, tal a sua intensidade. O próprio sofrimento do marido amoroso ao ver o relacionamento se deteriorar é socialmente desconsiderado por todos os membros da família. Há sofrimentos que são culturalmente intensificados e/ou relegados.

## A sexualidade contemporânea e seus condicionantes

As tradicionais representações sociais do masculino e do feminino formaram-se em um contexto de emergência do Estado-nação e de modernização bastante distinto do que se encontra hoje. Os processos de globalização levaram a um enfraquecimento do Estado; a ideologia neoliberal busca uma flexibilização da mão-de-obra, que implica uma desvalorização do trabalho (o que importa é que exista um exército de mão-de-obra excedente que mantenha os salários baixos)[21]; o

---
20. Merjui, D. *Leila*, Irã, 1997.
21. Bauman, Z. *Globalização — as conseqüências humanas*. Rio de Janeiro, Jorge Zahar, 1999.

mundo está deparando com uma ameaça de superpopulação e de um esgotamento de recursos. A valorização do ato de produzir se deslocou para o ato de consumir. Portanto, uma família que gere uma prole numerosa e qualificada tornou-se desnecessária para os interesses dominantes.

A introdução de novos métodos contraceptivos vai alavancar uma "revolução" sexual,[22] alterando principalmente a ênfase na reprodução e, em decorrência, a indissolubilidade do casamento. As separações e os recasamentos vão transformar a estrutura familiar de hierárquica em rizomática,[23] numa rede de entrelaçamentos que dilui o autoritarismo patriarcal mas também a autoridade do pai como Lei. O homem perde o seu papel de provedor, não tem mais emprego, mas a mulher e os filhos têm subempregos. Se antes o lar não era o seu lugar, mas o da mulher, agora o espaço social também não o é. A televisão toma o seu lugar na apresentação do mundo a seus filhos, e a tecnologia automatizada é mais compreensível para suas crianças do que para ele, tornando seu desemprego permanente. Não aprendeu a cuidar, isso era tarefa das mulheres, não sabe cuidar dos filhos e nem mesmo de seus próprios sentimentos. Sem ter palavras para elaborar o que acontece, torna-se violento.[24]

Os que sobrevivem às exigências do mercado, entram em um consumismo oferecido e exigido como forma de sobrevivência social. O modelo masculino do machão fálico-narcisista torna-se cada vez menos fálico e mais narcisista.

O estereótipo de mulher continua sendo o da histérica, mas não mais o da mulher nervosa, e sim o da sedutora que despreza. O olhar no infinito de todas as modelos não dão a menor chance de se estabelecer contato, apenas de se desejar o inatingível. Pois o desejo oferecido não foi feito para ser saciado.

A longevidade humana é progressivamente estendida; o idoso torna-se cada vez mais um importante contingente populacional, mas

---

22. Revolução sexual ou reação sexual?
23. Terminologia criada por Guattari. Ver Deleuze & Guattari. *Mil platôs...* op. cit., pp. 32-3.
24. Barker, G. & Lowenstein, I. *Onde estão os garotos: promovendo maior envolvimento masculino na educação sexual* — conclusões de uma pesquisa qualitativa no Rio de Janeiro. Rio de Janeiro, Centro de Educação Sexual, CEDUS, 1997.

afastado dos papéis tradicionais do ancião, expropriado de uma aposentadoria digna, o lugar reservado para ele é o da sexualidade hipocondríaca, voltada para o consumo de serviços médicos.

A repressão sexual tomou novas formas. Viva a quantidade (basta usar camisinha ou tornar o sexo virtual), mas evite a intensidade a todo custo. Não se vincule, o vínculo humano impede a flexibilidade da mão-de-obra, que não pode ter laços que ofereçam resistência à mobilidade do capital. Não se questione sobre suas dificuldades, tome um Viagra, um Prozac, ou um "banho de loja". Se você não tem desejos, temos vários a lhe oferecer. Se sua vida não tem graça, assista a de quem tem, e aguarde as cenas do próximo capítulo.

## A dicotomia entre natureza e cultura

O lugar privilegiado da mente humana como único na natureza aos poucos vai se revelando fruto de uma ideologia antropocêntrica. Bateson (1979) vai ampliar o conceito de mente, de forma a englobar uma inteligência presente nos sistemas naturais e sociais, e a interligar o significado ao contexto.

A sincronicidade surge da física quântica, abrindo brechas na noção de causalidade, fornecendo um referente para os modelos holísticos. Em sua interpretação ontológica mais recente[25] o universo passa a ser visto como um conjunto de ordens. A História vai retirar de uma complexa ordem implicada[26] do todo fragmentos de ordens diversificadas por um processo de explicação parcial. Mas o universo pulsa entre essas duas ordens, o que é experienciado na ordem explícita é incorporado à ordem implícita do Todo, para ser reaproveitado em novos momentos de explicitação. Disso decorre que o Universo não apenas evolui, mas aprende pela experimentação; e o pensamento simbólico faz parte da cultura do Universo e incorpora-se à natureza. Uma vez que é construída por sucessivas explicitações, *a natureza é a cultura do universo.*[27] E se existe uma essência, não é no

---

25. Bohm, D. *A totalidade e a ordem implicada: uma nova percepção da realidade*. São Paulo, Cultrix, 1992.

26. O conceito de ordem implicada é bastante coerente com o de uma energia cósmica universal como proposta por Reich (Oliveira, 1999).

27. A teoria de Jean Charon (Charon, 1977) sobre uma física do conhecimento aponta na mesma direção, conforme assinalado por Oliveira (1996).

sentido do primordial imutável, mas no sentido de um todo em construção permanente que está presente em todas as partes.

Em oposição à globalização de cima para baixo do neoliberalismo, começa a ganhar força uma globalização de baixo para cima, de intercâmbio entre as bases, de reflexão sobre o lugar do homem na natureza; ou como pensava Chico Mendes, do lugar da cultura do homem no equilíbrio e na construção do natural. Pois a própria floresta Amazônica formou-se após a última glaciação; ela é contemporânea do homem e influenciada por este, é uma floresta **cultural** tropical úmida. O rompimento como uma tradição de domínio da natureza e o caráter participativo dessa globalização tecem novas relações de poder mais democráticas, e, portanto, comportam uma nova sexualidade.

Em uma economia em que a humanidade perdeu o controle sobre o capital e passa a servi-lo, em que a mobilidade deste o afasta da responsabilidade dos seus efeitos,[28] em que o homem é desumanizado e o ambiente é desnaturalizado pelo que o trabalho produz; essa força de globalização ascendente vai dando sustentação a novas ideologias em que o econômico passa a fazer parte de um sistema que integra o social, o cultural, o político, o ecológico e o sexual.

## Conclusão

Estamos vivendo uma época em que muito rapidamente se transformam as condições nas quais se configuram as sexualidades; as condições atuais são muito distintas das de apenas 25 anos atrás, uma única geração. Por outro lado, a sexualidade traz em si uma inércia garantida por suas formas culturais de reprodução que faz com que muitas das características do período colonial ainda estejam bastante arraigadas. Com os estímulos alterando-se muito mais rapidamente do que os tempos de adaptação, surge um panorama complexo e conflitante no qual as teorias mais lineares se tornam reducionistas. Os próprios conflitos existentes vão promovendo uma série de alternativas de desdobramento futuro, tornando difícil prever ou mesmo antever que rumos serão trilhados. Entre estes conflitos, eu destacaria a polaridade entre a integração ou a des-integração do homem cultural perante a natureza.

---

28. Bauman, Z. Op. cit., p. 16.

# Referências bibliográficas

BARKER, G. & LOWENSTEIN, I. *Onde estão os garotos: promovendo maior envolvimento masculino na educação sexual — conclusões de uma pesquisa qualitativa no Rio de Janeiro.* Rio de Janeiro, Centro de Educação Sexual, CEDUS, 1997.

BATESON, G. *Mind and Nature: a necessary unity.* Glasgow, William Collins, 1979.

BAUMAN, Z. *Globalização — as conseqüências humanas.* Rio de Janeiro, Jorge Zahar, 1999.

BOHM, D. (1980) *A totalidade e a ordem implicada*: uma nova percepção da realidade. São Paulo, Cultrix, 1992.

BOURGIGNON, A. *História natural do homem* — 1. *O homem imprevisto.* Rio de Janeiro, Jorge Zahar, 1990.

CHARON, J. E. (1977) *O espírito, este desconhecido.* São Paulo, Melhoramentos, 1981.

COSTA, J. F. "Homens e Mulheres". In: *Ordem médica e norma familiar.* Rio de Janeiro, Graal, 1989, cap. VI, pp. 215-74.

_____. "O referente da identidade homossexual". In: *Sexualidades brasileiras* (orgs.) PARKER, R. & BARBOSA, R. M. Rio de Janeiro, Relume Dumará, 1996.

DELEUZE, G. & GUATTARI, F. *Mil platôs: capitalismo e esquizofrenia.* São Paulo, Editora 34, 1995. vol. 1.

FREUD, S. (1930) *O mal-estar na civilização.* Rio de Janeiro, Imago, 1974. Vol. XXI de Edição Standard Brasileira das Obras Completas de Sigmund Freud.

FREIRE, G. *Sobrados e mocambos.* Rio de Janeiro, José Olympio, 1951. 4ª ed. Prefácios, pp. xiii-xxxv

MERJUI, D. *Leila.* Irã, 1997. Filme.

MONTAGU, A. (1971) *Tocar: o significado humano da pele.* São Paulo, Summus, 1985.

OLIVEIRA, J. G. C. & SIGELMANN, E. "O Outro Lado do Orgon: uma complementação ao conceito proposto por Reich de uma energia cósmica universal". In: *Arquivos Brasileiros de Psicologia*, vol. 48, nº 3 — Rio de Janeiro, UFRJ/Imago, 1996.

_____. *Ser e não ser: a dinâmica do universo.* Monografia pelo Instituto de Psicologia da UFRJ. Rio de Janeiro, 1999.

PICAZIO, C. *Diferentes desejos. Adolescentes homo, bi e heterossexuais.* São Paulo, Summus/GLS, 1998.

REICH, W. (1928-1949) *Análise do caráter.* São Paulo, Martins Fontes, 1989.

_____. (1942) *A função do orgasmo.* São Paulo, Brasiliense, 1975.

_____. (1951) *Cosmic superimposition.* The Wilhelm Reich Foundation.

_____. (1950-52) "Orgonomic Functionalism, Parts I-IV". In: *Orgone Energy Bulletin.*

_____. (1933-1946) *Psicologia de massas do fascismo.* São Paulo, Martins Fontes, 1988.

VANCE, C. S. "Social construction theory and sexuality". In: *Constructing Masculinity.* (orgs.) BERGER, M.; WALLIS, B. & WATSON, S. Nova York/Londres, Routledge, 1990. pp. 37-48.

# Epistemologia e o campo das psicoterapias corporais

Luiz Gibier*

Uma das questões que nos têm intrigado refere-se à construção do saber no campo das psicoterapias corporais.

A construção de um campo do saber — *Episteme* — passa necessariamente por uma análise no seu estatuto de cientificidade. Certamente aí encontramos uma grande questão não só no campo da psicoterapia corporal como no da psicologia como um todo.

Podemos formular algumas perguntas tais como: a psicologia é científica? Ou seria melhor pensarmos sobre o que é ciência? Ou se o que fazemos é científico? Certamente uma série de indagações foi levantada com as questões apresentadas e tentaremos problematizá-las.

No seu texto "Psicologia: espaço da dispersão do saber" Garcia-Roza desenvolve a noção de que o campo da psicologia é extremamente vasto e com diferentes concepções do que vem a ser psicologia.

Para uns, psicologia refere-se ao campo científico enquanto for passível de observação, experimentação e mensuração. Aqui vemos a influência do pensamento positivista no campo da psicologia. Para outros, o campo da psicologia refere-se à compreensão do intrapsíquico do sujeito, portanto impossível de qualquer observação direta. Essas posições antagônicas revelam a impossibilidade de aprender o campo da psicologia sob um único prisma que dê conta da sua totalidade. Na realidade, Garcia-Roza propõe que aceitemos a psicologia como espaço de dispersão do saber e convivamos com essa multiplicidade de significados.

---

\* Psicólogo, psicoterapeuta corporal e professor assistente da Universidade Federal de Juiz de Fora.

Algumas questões polêmicas referentes ao estatuto de cientificidade do campo psi foram acentuadas com o aparecimento da psicanálise. Guattari e Rolnik (1989, p. 203) apontam que a psicanálise no seu ato de fundação produziu duas questões essenciais. A primeira refere-se a um certo tipo de reducionismo, ou seja, "a redução da representação do inconsciente a um certo triângulo familiar", o que é uma das trajetórias mais enfocadas. Esses autores pensam que a problemática da redução dos problemas existenciais a uma questão familiar está presente desde o nascimento da psicanálise no que chamam de "Golpe de Gênio de Freud". Esse Freud, que era inteiramente impregnado de concepções científicas, de repente inventa uma nova leitura dos efeitos subjetivos. Decorrente dessa capacidade de superação de Freud como pesquisador, abrem-se novos rumos no campo psi. A segunda questão refere-se ao percurso que Freud percorreu como cientista. Além de fazer formação e ter uma carreira centrada em pesquisas de neurologia, biologia e fisiologia, Freud estava convencido de que toda patologia é um sintoma de uma lesão do tipo fisiológico e reconheceu que Charcot desenvolveu uma transformação primordial nas suas convicções (Stengers). Foi Charcot que tornou "respeitável" a questão da histeria em 1893 (Stengers).

"*Na época de Charcot, as histéricas eram consideradas simuladoras e os médicos que as levavam a sério, tolos*" (Stengers, 1990, p. 116). Charcot conseguiu mostrar no campo médico que o problema das histéricas era um problema de "lesão dinâmica", fato este que para Freud impôs uma nova ordem de causalidade. Portanto, Charcot foi o autor de uma "transformação política" do problema colocado pela histeria e criou um operador para dar conta dela que foi a hipnose.

Na verdade, a hipnose como técnica de acesso ao material reprimido, decepcionou Freud e Breuer, já que essa técnica se revelou não ser um operador confiável, pois algumas pessoas não conseguiam ser sugestionadas pelo trabalho, e as que assim o conseguiam não podiam lembrar o material que havia sido verbalizado sob o transe hipnótico. Freud optou por outros métodos e apontou que a associação livre visava operar sobre a memória, despertar as lembranças e, ao mesmo tempo, servir de pesquisa e de cura (Stengers, 1990, p. 118).

No texto sobre o "Projeto de uma Psicologia Científica" encontramos duas tendências do pensamento freudiano.

> A primeira é uma pretensão de cientificidade neurofisiológica extremamente ambiciosa, com um esquema teórico sem nenhum ponto

de apoio em qualquer investigação experimental, baseado na formulação de algumas hipóteses originais, que mais tarde serão confirmadas pela neurologia. A segunda, uma construção de um dispositivo psíquico, uma representação do psiquismo altamente elaborada" (Guattari apud Rolnik, 1989).

Alguns autores não hesitam em afirmar que essa "contradição" no campo psi se mantém bastante atual e que a psicanálise inventou uma outra concepção de ciência por meio da sua metodologia e de seu rigor operacional.

Stengers defende a tese de que "[...] *a definição da cena analítica, centrada em torno das noções de transferência e de resistência, corresponde a uma tentativa de criação mais eficiente que a hipnose, sendo estes operadores mais confiáveis e fidedignos*" (1990, p. 121).

Sabemos que a cena analítica tem por função transformar a resistência num instrumento de trabalho clínico. A transferência é um certo tipo de resistência e a neurose se transforma em neurose de transferência. Nesse sentido, a cena analítica é para a psicanálise o lugar de uma operação de purificação, na qual o paciente implica seu terapeuta em suas próprias fantasias, em sua ficção, e escapa à vontade (Stengers, 1990, p. 122).

Cabe ressaltar que, para Freud, "[...] *o poder do analista tem de ser colocado a serviço da verdade*", isto é, que esse poder sugestivo tenha como objetivo não influenciar o paciente, e sim tornar visível a verdade de seus mecanismos inconscientes.

Tentaremos agora pensar o modelo científico e de subjetividade desenvolvido por Rolnik usando conceitos de Prigogine.

A física vista por Prigogine nos introduz diferentes concepções de mundo, das quais podemos vislumbrar diferentes concepções de sujeito e de objeto, que implicam distintos modos de relação com o mundo (Rolnik).

De acordo com Prigogine, o modelo científico clássico que vai até o século XIX é o mecanicista. Nesse modelo, não há lugar para a instabilidade, ou seja, o mundo e os corpos funcionam como um relógio, sempre iguais a si mesmos. Ordem e equilíbrio são as palavras de ordem (Rolnik).

No século XIX, com o advento do estudo da termodinâmica, introduz-se o reconhecimento da instabilidade. Passa-se, então, a compreender que a coexistência dos corpos não é neutra e produz turbulências, transformações irreversíveis. No entanto, mesmo ainda tomado pelo modelo de Ordem e Equilíbrio, pensa-se que as mudanças nos corpos levariam a sua destruição. Nesse modelo, embora já se reconheça a existência do CAOS, ele é entendido como avesso da ordem, como negativo (Prigogine apud Rolnik, 1995, p. 56).

A correspondência na subjetividade do modelo mecanicista é o sujeito que possui uma identidade, uma ordem estável. Para o sujeito do mundo mecânico o outro é neutro. No entanto, na subjetividade que vai se delinear ao mesmo tempo que o modelo termodinâmico, o outro perde a neutralidade, isto é, traz turbulência à ordem identitária do outro, turbulência esta ainda vivida como ameaça (Prigogine apud Rolnik, 1995, p. 57).

Na sociedade *moderna* percebemos a transição da subjetividade, no sentido em que aquela ordem identitária é vivida com um certo estranhamento, com uma incerteza generalizada. Percebe-se, então, que esse Homem vive a presença em si desse "estado desconhecido" com verdadeira angústia, justificando assim a sua permanência nos seus mesmos territórios, nos seus papéis reconhecidos.

Rolnik afirma que "[...] *se entendermos que este estranho que habita o sujeito moderno é a voz da essência diferenciadora da vida tal como se traduz na subjetividade, podemos dizer que a subjetividade moderna se funda na impotencialização da vida*" (1995, p. 54)

De acordo com Prigogini, a física *contemporânea* nos mostra que a coexistência dos corpos não é neutra; produz transformações irreversíveis. Só que as transformações são vistas como processos *de complexificação, em vez de destruição.*

Nesse sentido, o mundo passa a ser visto como uma "espécie de parque fabril da produção", em que os acontecimentos se dão a todo momento como uma "obra de arte que se faz permanentemente". Vemos, então, que as idéias de estabilidade e ordem são tidas apenas como uma dimensão do mundo. O *Caos* e a *Ordem* convivem simultaneamente num processo de auto-regulação.

No campo da subjetividade, o que encontramos é que o sujeito não mais ocupa o lugar da identidade, mas o sujeito da processualidade. No campo da clínica, o psicoterapeuta pode ocupar o lugar do agenciador da processualidade, do "intercessor" dos fluxos da vida, visto que a clínica é um dos lugares privilegiados para que tais processos ocorram. Certamente, o psicoterapeuta deve produzir intervenções que apontem não mais para territórios rígidos produtores de identidade, mas territórios transitórios, nos quais a subjetividade se possa agenciar para fortalecer a experiência vital (Prigogine apud Rolnik, 1995, p. 60).

# O modelo "científico" reichiano

Podemos afirmar que a ambigüidade do percurso científico empreendido pela psicologia também atravessou o campo das psicoterapias corporais.

No nascimento da clínica corporal, em meados dos anos 30, Reich, além de acreditar que estava ampliando o universo psicanalítico, certamente entendia que naquele momento ele inventara uma psicanálise corporal. Se entendermos que o procedimento clínico reichiano já tinha na psicanálise um *a priori*, entendemos então que o modelo científico adotado na ocasião percorria os mesmos caminhos que o da psicanálise, ou seja, pelo rigor e por uma metodologia de intervenção, entendendo-se que o sujeito humano encerra em si uma série de acontecimentos na ordem do invisível, os quais não podem ser observados diretamente e muito menos quantificáveis. Nesse sentido, o início da psicoterapia corporal traz em si a visão epistemológica da psicanálise como forma inaugural de discutir a sua cientificidade.

Algumas especificidades vão se delineando no campo da psicoterapia corporal, até mesmo por este se diferenciar da psicanálise. Bachelard sempre acreditou que a grande questão no campo do saber científico é a de ocupar o lugar da constante problematização, ou seja, o avanço no campo científico se dará pela capacidade deste produzir rupturas no campo do conhecimento hegemônico. Essa capacidade de problematizar o campo da clínica foi instituída por Reich no momento em que o corpo passa a ser um dos lugares de intervenção no *setting* clínico.

O corpo, visto como um dos possíveis locais de acesso à história do sujeito (Gibier, 1995), traz em si uma série de funcionamentos que marcam o campo dos fatos universais, como o fato de que os corpos respiram. Por outro lado, o corpo também traz em si marcas que se referem a história singulares, invisíveis, delineadas no processo de formação dos mecanismos de defesa, constituindo aquilo que Reich denominou couraça muscular.

Cabe questionarmos que olhar científico produziremos sobre esse corpo? Um olhar da ciência mecanicista até o século XIX? Um corpo do equilíbrio? Ou um corpo em constantes transformações?

Esse corpo de marcas portadoras de historicidade do sujeito traz em si duas possibilidades de intervenções distintas. A primeira refere-se a uma possibilidade de intervenção pontual. O que queremos dizer é que a intervenção pontual tem por objetivo flexibilizar e relaxar mecanismos corporais e psíquicos que vão se enrijecendo ao longo do tempo. O corpo tenso, aprisionado no lugar da tensão, com tremores, com respiração aprisionada, com cãibras, nos mostra o efeito de anos de tensão em excesso, com repercussões tanto na esfera psíquica quanto na emocional, gerando amarras que acabam construindo um corpo tenso sobre um corpo comum. No entanto, sabemos que a descoberta do corpo como lugar de investimento dos poderes sociais e políticos, vide o corpo dos soldados no século XVII, os quais foram aperfeiçoados para obedecer e lutar, reflete mais um campo de descoberta dos poderes instituídos, ou seja, a disciplinarização dos corpos (Foucault, 1977). Contudo, dependendo do sujeito, um certo grau de cronização das tensões é corroborado pelo seu jeito de estar e viver no mundo. Não só os poderes sociais fazem o corpo funcionar desta ou daquela maneira, mas também o sujeito consigo mesmo é capaz de produzir um grau de tensão intrapsíquico que pode croniquizar determinados estados. Nesse sentido, o social e o singular são responsáveis pelos atravessamentos e sensações internas a esse corpo.

Esse corpo, que sofre essa intervenção pontual, pode ampliar seu campo de sensações soltando-se e desfazendo modos de funcionamentos aprisionados a um certo jeito de ser. Por sua vez, o psicoterapeuta pode mecanizar suas intervenções junto ao cliente. No momento em que pensa que o corpo do cliente atingirá um "estado de equilíbrio" e "ordem", certamente encaminhará o processo clínico numa perspectiva mecanicista. No entanto, a própria técnica também pode despotencializar-se à medida que os simples processos de repetição desta não são capazes de dissolver o impasse psicoterápico.

A dissolução de determinadas resistências se dá mediante uma análise sistemática das resistências (Reich) e aí, sim, a utilização de alguns procedimentos corporais pode favorecer a movimentação do cliente. A utilização das intervenções corporais deslocadas de uma análise caracterial sistemática, em geral, não produz um efeito na dinâmica do sujeito.

Um outro tipo de intervenção que podemos produzir nesse corpo é a intervenção alógica. Por intervenção alógica entendemos a capacidade de surpreender o cliente, que constantemente quer prever o seu estar no *setting* clínico. Há também o fenômeno da repetição das técnicas, que, mesmo sendo feitas em tempos diferentes (numa sessão e depois numa outra qualquer), faz com que a especulação racional do cliente perca muito tempo tentando entender esta ou aquela técnica de trabalho, e o porquê de tal utilização.

As técnicas são dispositivos que visam basicamente duas coisas. A primeira é aumentar ou diminuir a capacidade de carga do sujeito, dependendo de cada caso. A segunda é que a técnica tem de ter a capacidade de surpreender o psicoterapeuta e o cliente, para que o trabalho clínico escape a uma representação *a priori* relativa tanto a um quanto a outro.

Cito o exemplo de um cliente que tinha por hábito pensar o porquê de tudo, buscando sempre explicações racionais como controle visual e auditivo do *setting* clínico. Decidi colocar duas almofadas ao lado de sua cabeça, cortando, assim, seu campo de visão lateral e a sua "normalidade" auditiva, e também pedi para que ele olhasse para o teto. Em seguida, comecei a fazer barulho com chaves, vidros, conchas do mar, e o cliente passou a experienciar uma tremenda dificuldade de representar tais sons. Após um período de silêncio, ele começa a recordar o quanto havia exercitado o controle auditivo dos lugares, assim como o visual, já que na sua infância várias vezes o pai chegava em casa alcoolizado, brigava com a mãe, e ele ficava tentando compreender o que estava acontecendo na casa, já que continuava deitado na cama. Essa intervenção inusitada produziu um efeito disparador dos processos inconscientes que encontraram naquele momento condições de expressão.

A tese que defendemos é a de que tanto pela utilização da intervenção pontual quanto da intervenção alógica, podemos produzir deslocamentos no cliente. Talvez possamos começar o tratamento de forma tradicional, mas certamente teremos de encontrar formas de superar o nosso universo conhecido como psicoterapeutas, no que diz respeito a propostas de intervenção junto ao cliente. Seria talvez o que poderíamos chamar de uma proposta psicoterápica que une ciência-arte.

Vale dizer que nem sempre conseguimos reinventar novos percursos na clínica; no entanto, a impossibilidade desse devir clínico certamente empobrece a nossa perspectiva tanto no campo da teoria quanto no da técnica.

A psicoterapia corporal nesse final de milênio vive um grande momento de transição teórica e técnica, no qual alguns pressupostos que norteavam nosso trabalho durante anos se esvaíram. O primeiro desses pressupostos era o de que tínhamos um modelo de funcionamento somatopsíquico ideal, isto é, de que daríamos a cura ao cliente. O segundo era relativo a atingir a potência orgástica.

Certamente entendemos que os clientes necessitam livrar-se dos sintomas que os encaminharam para o *setting* clínico, o que algumas vezes conseguimos; porém, a grande questão que se nos coloca é que cada sujeito vai encontrando de modo singular sua capacidade de lidar com a vida, muitas vezes de forma diferente da que o psicoterapeuta espera. Sobre a questão da apreensão da potência orgástica, sabemos que tal potência atravessa o sujeito nos diferentes campos vitais, tais como sexual, afetivo, intelectual, criativo, político, histórico etc., não sendo portanto uma vivência exclusiva dos genitais. O esvaziamento desses pressupostos coloca-nos no rumo da contínua teorização, apontando para uma clínica que se refaz durante o seu percurso.

Produzir mudanças, destituir sintomas e ampliar o universo criativo dos clientes tendem a ser os nossos grandes desafios. Para que isso aconteça, talvez seja mais correto colocar todas as correntes da psicoterapia corporal no campo da arte, para que se reinventem a cada momento.

## Referências bibliográficas

BACHELARD, G. *El Compromisso Racionalista*. Argentina, Siglo Veintiuno, 1973.

FOUCAULT, M. *Vigiar e punir*. Petrópolis, Vozes, 1977.

GARCIA-ROZA, L. A. "Psicologia: espaço de dispersão do saber". In: *Radice — Revista de Psicologia*. Rio de Janeiro, ano 1, nº 4 (s/d).

GIBIER, L. *O desafio dos sentidos:* o corpo na clínica. Monografia para obtenção do grau de especialista. Niterói, Universidade Federal Fluminense, 1995.

GUATTARI, F. & ROLNIK, S. *Micropolíticas* — cartografias do desejo. Petrópolis, Vozes, 1986.

REICH, W. *Análise do caráter*. Lisboa, Dom Quixote, 1979.

ROLNIK, S. "Subjetividade e história". In: *Revista Rua* — Universidade de Campinas, nº 1, 49-61, Campinas, Ed. Unicamp, mar./95.

STENGERS, I. *Quem tem medo da ciência?* São Paulo, Siciliano, 1990.

# Projeto Toque-Toque

Darcio Valente Rodrigues*

## O que é o Projeto Toque-Toque

O Projeto Toque-Toque foi desenvolvido, principalmente, a partir da obra clínica e social de Wilhelm Reich, além de algumas idéias sobre comunidade terapêutica e terapia comunitária e vários dados científicos acumulados, em especial, pelo Instituto de Pesquisa Tecnológicas — IPT (importante centro científico de Miami), e das mais puras e simples observações sobre a importância do toque.

Nosso objetivo básico é preventivo e busca levar à criança carente a possibilidade de maior contato físico, porque é principalmente a partir dele que ela vai desenvolver a percepção de si mesma e do outro, o amor-próprio, a capacidade de amar e ser amada, a noção de limites, a possibilidade de convívio social saudável etc. Pode-se afirmar que a sua falta contribui, grandemente, para o aparecimento de problemas de ordem física e emocional nas crianças.

Os objetivos diretamente ligados a essa proposta inicial, preventiva, são a terapêutica comunitária do sistema, no qual a criança está inserida, e a terapêutica tanto das crianças quanto dos adultos, que com ela se relacionam, na comunidade em questão. É interessante

---

* Graduado em psicologia pela PUC-SP em 1975, psicoterapeuta reichiano, com clínica em São Paulo e no Rio de Janeiro, ministra e coordena grupos de estudo e formação; é um dos fundadores da Associação de Terapia Corporal do Rio de Janeiro — APCRJ e elaborador e coordenador do projeto Toque-Toque.

notar que, na realidade, o trabalho mostra-se igualmente terapêutico tanto para as crianças como para os voluntários que com elas trabalham.

Nesse ponto, cabe lembrar que, por questões principalmente de ordem prática, o Projeto Toque-Toque não trabalha *diretamente* com os pais ou os responsáveis pelas crianças. Possíveis resultados positivos, neste sentido, ocorrem de forma natural, a partir do convívio com as crianças, assim como por meio de palestras, filmes e aulas abertas a toda a comunidade.

Outro importante objetivo do trabalho é ajudar a formar pessoas aptas a trabalhar com crianças. Para atingir esse objetivo, o voluntário participa de grupos de estudo e supervisão, tem acesso à biblioteca especializada, recebe apostilas, assiste a palestras, filmes, aulas práticas e teóricas. Note-se que apesar de ser basicamente um trabalho voluntário, as pessoas que dele participam têm um retorno consistente e imediato, em termos de aprendizado, formação profissional, motivação, convívio social etc.

## Informações relevantes[1]

1. O toque é uma necessidade primária; é tão necessário quanto o alimento, a vestimenta ou o abrigo.
2. A pele é o maior órgão do corpo humano. Corresponde a 18% do nosso peso corporal e cobre, aproximadamente, 1,7 metro quadrado.
3. Pesquisas com crianças altamente privadas de toque mostram que importantes setores de seus cérebros ficaram quase inativos, prejudicando áreas inteiras de desenvolvimento.
4. O toque também estimula o cérebro a produzir endorfinas, o supressor natural da dor no corpo, o que explica por que um afago de mãe na criança que machucou o joelho a faz ficar melhor.
5. Voluntários com mais de 60 anos receberam três semanas de massagem, depois foram treinados para massagear as crianças. Massagear provou ser mais benéfico do que ser massageado.

---

1. Dados retirados basicamente do texto "A Magia do Toque" de George Howe Colt.

6. A massagem melhora a capacidade de concentração de crianças autistas.
7. Existem, aproximadamente, 5 milhões de receptores de toque, 3 mil numa única impressão digital, que enviam mensagem para o cérebro.
8. Um simples toque, como a mão no ombro ou na cabeça, pode reduzir o ritmo cardíaco e baixar a pressão sanguínea. Mesmo pessoas em coma profundo podem apresentar melhoras no ritmo cardíaco quando se segura suas mãos.
9. Uma vez que a massagem, tal como a cocaína, estimula a produção de endorfinas, a falta de toque pode levar a comportamentos dependentes.
10. Está comprovado que bebês definham e morrem com ausência de toque. É bastante provável que o mesmo processo ocorra com idosos.

## Como está sendo implantado o projeto

O Projeto Toque-Toque será implantado em áreas materialmente carentes, com crianças de zero a quatro anos de idade, especialmente em creches e orfanatos particulares ou patrocinados, não acarretando custos para essas instituições.

Numa primeira fase o trabalho será implantado em três creches piloto, com as seguintes características:

1) creche dia patrocinada;
2) creche dia particular; e
3) creche orfanato.

As creches piloto serão implantadas em ordem de dificuldade, ou seja, na ordem mencionada.

Para a escolha das creches piloto algumas características serão levadas em conta: abertura para o trabalho por parte da direção da creche e espaço físico razoavelmente adequado, além das outras características já citadas.

Para cada creche piloto, assim como para as futuras creches, é feito um "plano específico de trabalho" a partir das características específicas da creche a ser trabalhada.

Na primeira creche piloto já foi implantado o trabalho, que tem sido motivador, apresentando até o momento bons resultados. Na segunda, o trabalho deve começar a ser implantado até o final de 1999, e, na terceira, no primeiro semestre de 2000.

Finda a implantação e aprovação do plano piloto, começaremos a Fase Dois, que dependerá, no entanto, de ajuda financeira, pois os supervisores[2] devem ser pagos por seu trabalho. Apesar de ser um trabalho basicamente voluntário, o projeto deve minimizar o risco de perder supervisores já preparados, coisa passível de ocorrer por motivos óbvios, como a obtenção de um emprego de período integral. A fim de obter recursos para financiar o projeto, várias medidas estão sendo tomadas e toda ajuda será bem-vinda.

## Como funciona o trabalho nas creches

O trabalho nas creches funciona em dois níveis, o grupal e o individual.

O trabalho em grupo é feito principalmente nos subgrupos de crianças, nos locais onde elas normalmente ficam, como nas classes, no berçário ou em um pátio aberto, procurando sempre auxiliar a pessoa responsável pelas crianças (recreadora, professora, enfermeira etc.), interagindo com ela para a troca de experiências e informações, e ajudando nas tarefas e atividades. Os assistentes voluntários têm muito a aprender com estas pessoas e vice-versa.

Quanto ao relacionamento com as crianças, tanto nos grupos quanto no atendimento individual, quero frisar uma característica específica do nosso trabalho, que é a atenção com relação à oportunidade de naturalmente introduzir o "toque" a partir, principalmente, da necessidade da criança. Um fato muito comum em creches, quando da chegada de algum adulto, é as crianças virem mostrar um machucado (real ou imaginário). Nesse momento, as crianças em geral estão querendo, além de uma atenção especial, ser tocadas. Por trás dessa atitude existe sempre alguma dor, seja ela física ou emocional, na verdade ambas, pois existe uma identidade funcional entre elas. Quando dizemos que alguém nos toca, podemos também estar que-

---

2. Responsáveis por coordenar o trabalho dos voluntários em uma creche.

rendo dizer que essa pessoa nos toca emocionalmente, que ela chega no fundo do nosso ser.

Na realidade a maioria das crianças, por não estarem ainda muito encouraçadas, consegue se desinibir com facilidade em relação a tocar e ser tocada; por isso algumas técnicas de grupo, como um círculo de crianças em que uma faz massagem nas costas da outra, podem ser utilizadas.

A partir do trabalho coletivo e/ou de sugestões do corpo de colaboradores da creche, vão ficando claras quais crianças precisam de atenção especial.

O trabalho individual é feito com um assistente dando atenção, especificamente, a uma criança por um período de trinta minutos, em geral duas vezes por semana, na maioria dos casos. Isso pode ser feito numa salinha nos moldes convencionais de atendimento individual, ou num salão com outras duplas criança-assistente. O importante é que o assistente esteja com a atenção basicamente centrada naquela criança, naquele espaço de tempo, o que é de inestimável valor para a compreensão do que estaria ocorrendo com a criança, em geral muito carente de atenção individualizada.

É interessante frisar que o trabalho individual é feito em rodízio de assistentes, ou seja, a mesma criança é atendida por mais ou menos cinco assistentes alternadamente. As razões dessa medida são várias, mas a principal é o fato de que trabalhamos com voluntários, e o voluntário pode estar disponível hoje, e não amanhã. Como ficaria essa criança se usássemos o método tradicional de atendimento, já que são crianças com vários graus de abandono? Dessa forma a criança estabelece vínculo com o grupo de trabalho e não com uma única pessoa. Além disso, temos a vantagem de pontos de vista diferentes sobre a mesma criança. É fato que as crianças, tal como os adultos, comportam-se de forma diferente com pessoas diferentes (fato, aliás, bastante negligenciado), mostrando assim diferentes facetas de sua personalidade. Mais importante ainda é o fato de que, estando a criança presa a estreitos círculos de relacionamento, não encontra, freqüentemente, alternativas de relacionamento saudável, coisa possível de acontecer também numa situação terapêutica individual.

Na supervisão, os assistentes trocam idéias e impressões a respeito de uma determinada criança, formando, assim, uma visão mais ampla a respeito dela.

Utilizamos também um caderno para cada criança, contendo uma ficha com dados pessoais relevantes, inclusive situação familiar, condições financeiras e de moradia. A cada atendimento o assistente registra de forma breve o ocorrido, a fim de que, no próximo atendimento, outro assistente possa estar informado do que estaria sendo trabalhado com a criança.

Realizamos, mensalmente, uma reunião geral com os integrantes do projeto e da creche; ocasião em que são discutidas questões práticas e de relacionamento.

Para finalizar, vale destacar que todo o trabalho é feito de forma simples e prática, procurando descomplicar ao máximo questões já tão complexas por si só.

## Como funciona o trabalho com os grupos de voluntários

Os voluntários serão recrutados, basicamente, em cursos universitários, principalmente na área de ciências humanas. No entanto, qualquer pessoa interessada que tenha disponibilidade de tempo pode participar.

Após o primeiro contato com a equipe do projeto, o voluntário passa por um período de integração de um mês, durante o qual é acompanhado por uma pessoa do projeto para, pouco a pouco, ir inteirando-se do trabalho. Nesse primeiro mês, permanecerá nos grupos, sempre acompanhado pela pessoa que estiver fazendo sua "integração", participando também das supervisões e dos grupos de estudo. Ao término desse período, e após ter-se inteirado do andamento dos processos individuais, sentindo-se à vontade, poderá participar dos atendimentos individuais. Caso não se sinta à vontade, poderá permanecer nos grupos, acompanhado ou não, do assistente que fez sua integração.

Dentre os assistentes voluntários, os que tiverem formação necessária, mantiverem um nível de freqüência às aulas e às supervisões, estiverem a par do trabalho realizado e apresentarem uma funcionalidade na realização deste poderão ser escolhidos como supervisores, assumindo, então, a direção e supervisão de trabalho em outra creche, sem, no entanto, deixar a creche original, e passando a receber pelo trabalho de supervisão.

O supervisor orienta o grupo, coordena as reuniões e o grupo de estudo. A supervisão e as reuniões têm o objetivo de resolver questões técnicas e operacionais, procurando dissolver as angústias relacionadas ao trabalho.

O grupo de estudos concentra-se, principalmente, na obra de Wilhelm Reich e seus seguidores, além de em todo o embasamento psicanalítico, técnicas de terapia infantil e massagem para crianças, procurando manter uma visão eclética e uma atitude aberta com relação às várias áreas de conhecimento.

Após três anos de participação com uma freqüência mínima de 75% das aulas, supervisões e trabalho nas creches, o voluntário recebe um certificado de participação no projeto. Caso tenha a formação universitária necessária, com mais dois anos poderá complementar seus conhecimentos e obter certificado de formação em terapia reichiana.

Caso, no futuro, o projeto venha a ser implantado em outras localidades (já existem planos de implantação em São Paulo), o supervisor que estiver apto e tenha o desejo e a intenção de fazê-lo será, então, designado coordenador regional.

## Conclusão

O acentuado caos social em que nos encontramos tem suas raízes nas distorções culturais e em cada indivíduo em particular, preservando-se de geração em geração pela educação inadequada realizada em condições gerais desfavoráveis. O Projeto Toque-Toque busca intervir no ponto em que essas forças se encontram: a criança em contato com a cultura distorcida e desfavorável ao seu desenvolvimento natural.

É durante a gestação e nos primeiros anos de vida que os mais graves problemas de toda ordem se instalam. Quanto mais cedo esses problemas forem detectados e trabalhados, melhor o prognóstico de tratamento e maior a possibilidade de uma vida mais saudável e natural para a criança e para as futuras gerações.

Quanto a nós mesmos, quem melhor do que as crianças para nos mostrar o caminho de volta ao ser natural?!

## Referências bibliográficas

BOADELLA, D. *Nos caminhos de Reich*. São Paulo, Summus, 1985.

COLT, H. G. "A magia do toque". In: *Life*, ago. 1997.
COSTA, R. *Sobre Reich, sexualidade e emoção*. Rio de Janeiro, Achiamé, 1984.
GAIARSA, J. A. *A engrenagem e a flor*. São Paulo, Ícone, 1992.
_____. *Minha querida mamãe*. São Paulo, Gente, 1992.
JONES, M. *Comunidade terapêutica*. Petrópolis, Vozes, 1972.
LEBOYER, F. *Shantala*. São Paulo, Ground, 1995.
LOWEN, A. *Medo da vida*. São Paulo, Summus, 1986.
_____. *O corpo em terapia*. São Paulo, Summus, 1977.
NEILL, A. S. *Liberdade sem medo – Sumerhill*. São Paulo, Ibrasa, 1973.
NAVARRO, F. *Terapia reichiana*. São Paulo, Summus, 1987.
REICH, W. *Análise do caráter*. São Paulo, Martins Fontes, 1995.
_____. *A função do orgasmo*. São Paulo, Brasiliense, 1988.
SCHIMIDT, V. e REICH, W. *Elementos para uma pedagogia antiautoritária*. Porto, Escorpião, 1975.

# A organização da identidade em estrutura fronteiriça: um caso clínico

Geny de O. Cobra*

No campo das psicoterapias corporais contemporâneas pouco se tem pesquisado sobre a identidade. Em geral, a questão é enfocada no nível do corpo e da descarga de energia, sem considerar a questão da funcionalidade entre o dentro e o fora, ou seja, o perceber e a consciência do percebido, ou a estética como síntese dessas duas funções. Estética no sentido da topografia geral do corpo e, particularmente, da imagem corporal como um elemento que indica, e ao mesmo tempo integra, no caso da mulher, a identificação com o sexo feminino e, no do homem, a identificação com o sexo masculino.

Nossa observação clínica tem-nos revelado a importância da imagem corporal, diretamente ligada ao bloqueio do segmento ocular, no processo de organização ou reorganização da identidade. Organização nos casos de pacientes fronteiriços (*borderlines*), nos quais se associa a um severo bloqueio ocular, enquanto a reorganização ocorre, especialmente, nos indivíduos com caracteres compulsivos, fálicos e histéricos que, até certo ponto, também dependem do grau de comprometimento nesse bloqueio.

A identidade, no meu entender, é o sentimento de unidade, autenticidade e singularidade que nos acompanha ao longo da vida. É o sentimento mais íntimo do nosso eu, cuja autopercepção é intransmutável da infância à velhice. É o sentimento vivo de unidade ontológica

---

* Psicóloga, mestre em psicologia clínica pela PUC-RJ, orgonoterapeuta, participou, em 1995, do Laboratory Workshop in Orgone Biophysics no American College of Orgonomy, EUA. Tem especialização em metodologia científica em Saúde Mental — Fundação Oswaldo Cruz-RJ e é membro fundadora e coordenadora de Ética da Associação de Psicoterapia Corporal do Rio de Janeiro — APCRJ.

no sentido dado por Descartes (apud Jolivet, 1963, p. 180). Unidade esta que nos possibilita pleno contato com nosso corpo e com nossas emoções e é conseqüente da coordenação entre a percepção e a consciência. Segundo Reich (ibid. p. 442) a coordenação entre essas funções depende do contato funcional que se estabelece, progressivamente, no organismo a partir do nascimento.

O contato do indivíduo consigo mesmo e com o mundo externo, especialmente com a mãe em seus primeiros meses de vida, pode definir as formas de defesas ou couraças, as quais desempenham um papel importante na organização da identidade. O bloqueio do segmento ocular é, especialmente, o mais relevante no que se refere à organização, pois o segmento ocular contém os órgãos de longo alcance, como os olhos e os ouvidos. A contração nesse segmento atinge diretamente o cérebro, provocando disfunções nos processos mentais e perturbação na sensação do prazer, o que resulta na falta de contato. A privação sensorial, durante o desenvolvimento desses órgãos, provoca, por um lado, a degeneração da integração dos influxos nervosos no nível das células do córtex visual e auditivo (Danchin, 1875, p. 185), e, por outro, afeta diretamente o processo da percepção.

Para pensar a organização da identidade, temos de levar em consideração a existência de uma unidade funcional entre o psíquico e o somático. Segundo Reich (1994, p. 297) essa unidade é governada pela energia orgônica em sua manifestação física e psíquica. "O 'sistema orgonótico' vivo, o 'biossistema', representa apenas uma particular concentração e materialização da energia orgônica no organismo". Essa visão de Reich foi uma das grandes contribuições para a compreensão da unidade psique-soma e um caminho de entendimento da complexa organização da percepção e da consciência. No seu entender a energia orgone, que circula no organismo e cuja excitação é percebida subjetivamente pelo indivíduo, gera o contato entre as funções orgânica e psíquica.

Foi mediante seu trabalho com pacientes esquizofrênicos, nos quais observou a cisão entre a percepção psíquica e as sensações físicas, que concluiu que a base da cisão está nos processos biofísicos, os quais determinam as funções mentais. Assim, a esquizofrenia, até então pensada como uma doença psicológica, é, na verdade, uma doença biofísica que envolve o aparato psíquico. Reich considerou como o ponto central desse problema a existência de uma perturbação da unidade funcional da circulação da energia como um todo e a percepção subjetiva dessa perturbação.

A relação da excitação com as sensações bioenergéticas dos órgãos foi colocada por Reich (1994) como fundamental para a identidade somática ou autopercepção, e, segundo o autor, "[...] *a função da percepção depende da natureza da integração das sensações orgânicas*" (ibid., p. 444). Ou seja, a função da consciência (função psíquica do eu e organizada mais tarde) depende da organização da função da percepção, que, em contrapartida, depende da integração das sensações orgânicas.

O problema mais complexo a ser considerado, nos fronteiriços, é a falta de contato psíquico, decorrente da cisão entre as funções perceptivas e a excitação biológica. Isso quer dizer que o indivíduo é afetado, mas não reconhece as emoções como suas, mas vindas de fora, ou, melhor dizendo, projeta suas emoções no mundo externo. Os fronteiriços, apesar de serem indivíduos que na vida cotidiana funcionam de forma "normal", apresentam acentuada falta de contato, o que provoca um estado de despersonalização. Nesse estado, ocorre a falta de contato com o corpo, a imagem corporal torna-se identificada com o eu ideal e alimentada pelo narcisismo primário.

Desejamos apresentar um caso clínico e discutir a implicação do bloqueio do segmento ocular e o papel da imagem corporal no processo da organização da identidade. E avaliar como o trabalho com esse segmento, acompanhado do aumento da potencial energético do organismo, por meio da respiração, abre o caminho para o desenvolvimento da autopercepção e da organização da identidade.

## Apresentação do caso clínico

D. é casada, mãe de dois filhos, artista, e estava nos seus 52 quando nos procurou, em 1990, por causa de uma depressão e por se sentir atraída por um amigo do casal. Relatou que a relação com sua mãe foi extremamente distante e se falavam muito pouco. Sua mãe, muito católica, condenava qualquer exibição do corpo, não permitindo que ela e sua irmã, na adolescência, usassem decotes ou mesmo sandálias, pois a exposição dos seios e dos pés podia induzir ao pecado. O pai, um advogado bem-sucedido, não era católico praticante, mas não interferia nos exageros morais da mãe com relação às filhas. Ela era a filha preferida do pai, mas sua comunicação com ele também era pobre. Quando estava com 17 anos, ele morreu. Traumatizada com a morte do pai e depois de uma briga com a mãe e com a empregada, que a agrediu, ingeriu grande dose de tranqüilizante. Alguns anos mais tarde, já adulta, sua mãe morreu em conseqüência de câncer no intestino.

Quarta criança de uma família de oito filhos, seis homens e duas mulheres, e a mais velha das duas meninas, achava sua mãe pouco cuidadosa com a casa, fato motivador de grandes brigas entre ela, o marido e os filhos. D. tinha grande mágoa de sua mãe relacionada, entre outros fatos, a um episódio de sua infância: estavam todos no sítio da família, e seus pais e irmãos voltaram para casa no Rio de Janeiro, e a esqueceram. Ela sentiu-se congelada de medo por estar sozinha e por não saber o que fazer.

D. sempre admirou muito seu pai, pessoa muito afetiva e alegre com os filhos. Ela contou que ele tinha por hábito, pela manhã, ir dormir na cama das filhas, e em uma dessas ocasiões, com mais ou menos 13 anos de idade, teve de levantar-se de sua cama, onde dormia com seu pai, pois havia sentido que ele estava com ereção. Apesar de este fato nunca ter sido verbalizado, seu pai nunca mais foi dormir em sua cama. Um outro episódio referente à sua sexualidade ocorreu quando estava com cinco anos de idade. Ela estava, numa tarde, sozinha em frente ao edifício em que morava, quando um homem de terno a abordou pedindo alguma informação, da qual ela não se lembra. Achando que ele queria que ela lhe mostrasse o apartamento da vizinha, entrou com ele no edifício, mas, ao chegarem na escada, ele começou a acariciá-la e mostrou-lhe o pênis. D. sentiu que havia alguma coisa errada e correu para a porta do edifício, fugindo. Ele então a ameaçou e foi embora. Ela nunca falou com ninguém sobre esse acontecimento, muito menos com sua mãe. O interessante é que todos os dois relatos foram feitos sem a menor emoção e de forma muito racional.

D. era uma mulher muito inteligente e intelectualizada e tinha uma atitude de superioridade em relação às mulheres, especialmente à sua mãe e à irmã. No círculo de amigos sempre preferia conversar com os homens, pois achava as mulheres desinteressantes e vazias. No entanto, na adolescência, não teve muitas amigas e usufruía das amizades da irmã, muito extrovertida e popular. Foi uma criança muito calada e sozinha, pois não conseguia falar com as pessoas e, para compensar sua solidão, dedicou-se à leitura, sempre supervisionada pela mãe. Estudou em colégio de freiras e na adolescência tornou-se rebelde e bagunceira, até que foi expulsa da escola, decidindo-se a fazer cursos relacionados ao trabalho de secretária; mais tarde, fez curso supletivo, terminou o curso médio e fez faculdade de artes plásticas.

Por ser uma criança muito magra, apesar de comer bem, sentia-se complexada e fez vários tratamentos para engordar. Como esses tratamentos não davam resultado, aos 17 anos o médico indicou-lhe uma psicoterapia. Fez terapia de grupo durante três anos, mesmo contra a vontade da mãe; seu pai já tinha morrido quando conseguiu engordar cinco quilos. Ela mesma pagou sua terapia, pois a mãe recusou-se a fazê-lo.

No final dos três anos de terapia, já com 22 anos, ela foi morar com o namorado em uma pequena cidade à beira-mar, onde trabalhou na administração dos negócios de seu companheiro, relacionados à construção civil. Viveu com esse rapaz durante oito anos e, quando se separaram, voltou para o Rio, indo morar com a mãe. Foi um casamento intenso, com grande atividade sexual e social, mas como seu companheiro passou a ter outras relações paralelas, compreendeu que o relacionamento havia terminado. Alguns anos mais tarde, conheceu um rapaz separado, com situação econômica estável, com o qual se casou. Nesse casamento teve dois filhos. Logo que seu primeiro filho nasceu, seu marido teve a primeira depressão, que durou dois anos. Esse problema se repetiu várias vezes, e nesses períodos ele ficava completamente isolado, fechava-se no quarto e parava de trabalhar. D. se queixou de que nas fases eufóricas do marido ele costumava criticá-la, motivo para muitas brigas, especialmente com relação ao filho mais velho, que desde criança comia muito pouco e ficava constantemente doente. Parece-me que este filho reeditou a sua história com relação à magreza, e sua identificação com ele é evidente.

D. era uma mulher muito ativa e executiva tanto no cotidiano quanto na sua profissão, porém não conseguia trabalhar sozinha e sentia-se pouco criativa. Era competitiva e ambiciosa, mas colocava sua energia mais em ações executivas. Era muito crítica e seu autojulgamento com relação ao seu trabalho gerava períodos de grande paralisia na criatividade.

Como seu foco de preocupação sempre foi o filho mais velho, achava que o mais novo não precisava dela, pois era independente e saudável. No entanto, relatou que numerosas vezes por dia ele lhe perguntava se ela o amava. Entretanto, o que lhe parecia normal, depois de alguns meses de terapia, pareceu-lhe ser um comportamento estranho. Pôde então discutir o assunto com o filho e assegurar-lhe seu afeto. Mesmo tendo uma vida social bastante intensa, D. sentia-se distante das pessoas e com dificuldade de estabelecer contato.

## Descrição biofísica e o desenvolvimento do tratamento

D. tinha boa aparência, era alta e magra, no entanto vestia-se de forma quase masculina. Tinha seios pequenos, o peito era curvado, ombros estreitos e costas arredondadas e rígidas. Apresentava uma escoliose decorrente de uma acentuada contração na lombar. Suas pernas eram fortes nas coxas, porém muito finas e retas na parte inferior; os pés eram pequenos, frios e contraídos como se não pudessem tocar o chão. Ao deitar-se, tocava o colchão com as pontas dos dedos das mãos, formando um arco no punho. Os membros da extremidade apresentavam-se sempre frios e sem contato, demonstrando a falta de contato interior. Seu medo de sentir frio levava-a a se agasalhar sempre, mesmo no verão.

Apesar de apresentar uma imagem corporal atraente, transmitia falta de graça, pois seus gestos eram rígidos e automáticos. Sua forma de cumprimentar chamou-nos a atenção, pois o fazia de forma dominadora e seca, expressando na boca um movimento de sucção, o qual atribuímos, no início, ao fato de ser fumante compulsiva. Sua voz era rascante, indicando haver contração na garganta. Os olhos, atrás dos óculos, eram fundos, sem vida e com expressão de fixidez. A testa era imóvel e a boca, contraída, expressava amargura.

D. tinha constipação intestinal crônica, cuja conseqüência foi uma colite. Na infância contraiu esquistossomose, o que fragilizou seu aparelho digestivo, obrigando-a a manter constante dieta alimentar. Seu medo de morrer era obsessivo, pois sua família apresentava fragilidade cardíaca. Sentia nojo de qualquer alimento pastoso e de pasta de dente, chegando a vomitar ao escovar os dentes. Não gostava de qualquer contato corporal, exceto com os filhos. Quando estes eram pequenos sentia medo de não saber educá-los, especialmente o mais velho, que não comia direito. Dizia que sua vida sexual era satisfatória, não apresentando consciência de qualquer dificuldade nessa área.

Apresentava contração acentuada nas costas, nos braços, na barriga, no diafragma, no pescoço, na base do crânio, na testa e na mandíbula. Sua prisão de ventre crônica indicava haver contração anal. Tinha dificuldade para dormir, com períodos longos de insônia, quando tomava tranqüilizantes. Ocasionalmente tinha explosões de raiva, especialmente com o marido.

O diagnóstico inicial foi de uma personalidade limítrofe, com tendência catatônica, com forte bloqueio ocular, oral e anal. Decidi trabalhar os primeiros segmentos e a respiração, de forma a abrir o segmento ocular para que pudesse restabelecer o contato consigo mesma e aumentar sua tolerância à expansão da energia no corpo.

Iniciamos o trabalho terapêutico com uma sessão por semana, e, após dois meses, ela sentiu necessidade de duas sessões por semana. Primeiramente, estimulamos sua verbalização, para dar-lhe tempo de estabelecer contato e iniciar a vinculação terapêutica. Quando iniciamos o trabalho corporal, resistiu a tirar a roupa, o que só veio a acontecer depois de três meses. Ao deitar-se no colchão, o fazia de forma rígida sem apoiar os braços de forma total; seus pés escorregavam o tempo todo e o som saía com grande dificuldade. Durante várias sessões, enfatizei o trabalho na respiração, nos olhos e na voz. Gostava de bater pernas e braços, forma empregada para trazer a energia para os segmentos inferiores, pois sentia-se mais viva e assertiva.

Ao observar, com cuidado, suas expressões durante os trabalhos, percebi que ao fazê-los faltava conexão emocional. Uma vez, estava batendo as pernas e os braços quando tive a percepção clara de que o fazia de forma mecânica. Pedi-lhe que parasse e expliquei-lhe que não estava emocionalmente na ação, mas, sim, parecia que fazia uma *performance*. D. relatou, então, que usava a *performance* como forma de ser eficiente e superior. De fato, era muito eficiente, nunca se recusava a fazer os trabalhos, nunca faltou a uma sessão, era o tipo de paciente "ideal". No entanto, a *performance* era utilizada por ela com dois objetivos: o primeiro era suprir seu eu ideal de que fazia tudo bem, com perfeição, e era superior; o segundo, era usado para encobrir a falta de contato com seu corpo e suas emoções. Admitiu que usava a *performance* em todas as suas ações, até mesmo no campo sexual, pois se vigiava o tempo todo. Esse fato foi de extrema importância para seu trabalho terapêutico, pois provocou um processo profundo de conscientização. Utilizei como aliado a atitude de "vigiar-se o tempo todo", no processo de tomar consciência de suas atitudes caracterológicas.

Não conseguia abrir os olhos para imitar a expressão do medo, pois não tinha coordenação das pálpebras e sua testa ficava completamente imóvel. Mostrei-lhe no espelho como fazia sua expressão e, com grande dificuldade, ela admitiu não sentir as pálpebras, os olhos, a testa, enfim, o rosto. Quando conseguia respirar com mais profundidade, seus olhos expressavam alguma emoção, mas logo que parava, voltavam a ser inexpressivos e sem vida. Ao olhar em volta, aparecia o medo e o pânico em seus olhos, embora não tivesse consciência desses sentimentos.

Seus ombros, muito contraídos, eram massageados e ao sentir dor contraía o pescoço e levantava a cabeça, jamais emitia som ou usava o resto do corpo como reação; este ficava paralisado. Também trabalhava com massagens nas costas, no pescoço, na cabeça, na testa, alternando-as antes do trabalho dos olhos. Este era realizado com e sem a lâmpada e fazendo contato ocular comigo. Nesses trabalhos emergiam fantasias de tortura como: mulher com uma faca na vagina, uma pessoa sendo queimada na grelha, para citar algumas. Ao olhar-me via minha imagem distorcida e com expressão severa, como se fosse atacá-la, da mesma forma que sua mãe. Relatou que, quando era bebê, tinha insônia e chorava muito à noite, e sua mãe perdia a paciência e lhe batia.

Gradativamente começou a ter a percepção do medo de se olhar interna e externamente (suas palavras). Disse que ao se arrumar olhava para o espelho, mas não se via. Fizemos alguns trabalhos de se olhar no espelho, o que lhe provocou a consciência de ver sua imagem. Nesse período, houve algumas mudanças em sua imagem corporal, ela apareceu com novo corte de cabelo, óculos novos e se sentia mais bonita.

Sempre que sua respiração se aprofundava, desencadeava muita angústia e depressão, momentos nos quais entrava em contato com sua confusão mental, falta de sentido em tudo e tinha medo de suicidar-se. A organização de seu eu foi ocorrendo gradativamente. Nessa fase começou a ter a percepção de seu "não" interno no sentido de sua melhora. Começou a sentir raiva de mim: de pagar-me, tinha fantasias de eu ser superior a ela e de saber o que ela sentia. Nesse período, foi necessário um intenso trabalho caracterológico para desfazer a transferência negativa e o medo da dependência. Compreendemos que, embora distante da mãe, ela permaneceu negativamente fusionada a esta. Ser dependente significava, para ela, tornar-se fraca e sem vontade.

Seu contato com o corpo, com suas emoções e seus desejos foi se estabelecendo de forma bastante clara, e sua primeira reação foi de ambivalência entre o desejo e medo de se abrir. Viveu muita angústia e chegava muitas vezes à sessão sentindo-se paralisada, percebendo o corpo congelado e sentindo cãibras na pelve e nas pernas. Nessa fase da terapia, especialmente no trabalho com os olhos, começou a ter pânico de ter sofrido violência, especialmente da mãe que sentia tê-la odiado. Quando regredia, tinha insônia, sentia a barriga paralisada e inchada.

No primeiro ano de terapia, depois de uma consulta com seu ginecologista, disse que estava com um mioma e o médico queria operá-la para tirar o útero todo, como prevenção. Não questionou a atitude de seu ginecologista, aceitando a operação. Trabalhei sua aceitação da retirada do útero como uma falta de contato com seu corpo e propus aplicar-lhe a manta de órgon[1] durante dois meses, e depois dessa experiência poderia tomar uma decisão final. Concordou com minha proposta, e quando lhe aplicava a manta trabalhava simultaneamente o segmento ocular e a respiração. O efeito dessa experiência foi muito interessante, pois ajudou-a no processo depressivo e, quando foi ao médico para avaliar o estado do mioma, verificou que ele havia diminuído e a operação tornou-se desnecessária. D. sentiu-se mais segura e atenta ao funcionamento de seu corpo.

Começou a perceber que sua relação sexual com o marido era sem afeto e decidiu que não queria ter contato sexual com ele. Passou um período grande de fechamento – dizia que seu corpo estava fechado – no qual descobriu sua autonomia, liberdade de decidir suas coisas e passou a respeitar sua vontade. Seu comportamento mudou consideravelmente com relação a seus filhos, deixou de ter nojo e começou a entender que não tinha identidade, relacionando-a à falta de contato com seu corpo e com suas emoções.

---

1. Este foi feito pela dra. Eva Reich, quando veio ao Brasil, em 1982, que foi minha hóspede e ensinou-me a utilizá-lo.

Sentia dúvidas se queria continuar casada, mas sentia-se também impossibilitada de se separar. Foi gradativamente se abrindo para o marido, tornando-se afetivamente mais expressiva, embora ficasse com medo de abraçá-lo e sentia raiva, ao demonstrar seu afeto, quando ele queria ter relação sexual. Disse que para ele afeto e sexo estão sempre juntos. Certa vez relatou que desejou o marido e convidou-o para ir para a cama; no entanto, ele teve ejaculação precoce. Novamente sentiu-se frustrada e via o casamento sem saída.

Seus sonhos foram muitos e fontes esclarecedoras do seu processo interno. Entendemos os sonhos, no processo terapêutico, como informações relacionadas aos segmentos que estão sendo trabalhados, e sua leitura nos indica como se organiza a excitação e sua percepção subjetiva. Por um grande período, sonhava apenas com homens e, muitas vezes, com atos de violência. Quanto mais aumentava seu contato com o corpo, mais seus sonhos passaram a ser com mulheres. Certa vez sonhou que não sentia nada, não sabia nada e estava completamente despersonalizada. Mais tarde trouxe um sonho muito significativo: uma mulher (a terapeuta) dava-lhe uma casa; ambas estavam contentes, principalmente D., que podia ficar com a casa. Sugerimos que a casa era seu corpo e que podia ficar contente de possuí-lo.

O trabalho com o segmento ocular e o desbloqueamento da garganta foi sempre enfatizado, o que a ajudou a progredir no seu processo de conscientização e organização da identidade. Depois de cinco anos de seu processo terapêutico, decidiu interrompê-lo. Conseguimos que organizasse sua identidade decorrente do grande avanço alcançado no contato com seu corpo.

## Conclusão

A apresentação desse caso clínico levou-me a considerar algumas questões metodológicas importantes e a necessidade de definições, por parte do terapeuta, com relação a abordagem do tratamento. Seguindo a didática terapêutica organizada por Reich (1994), elegi, antes de iniciado o tratamento, alguns pontos importantes no trabalho de organização da identidade de pacientes fronteiriços, tais como: 1) localização das couraças; 2) a organização energética do organismo e sua capacidade de tolerar o aumento da energia; e 3) a falta de contato provocada pela ruptura entre a excitação e a percepção subjetiva e decorrente da disfunção da percepção, da falta de consciência dos processos emocionais e de contato com o corpo.

O trabalho do segmento ocular em conjunto com o da respiração tornou possível, neste caso, a integração da relação corpo-mente. A dissolução da couraça ocular e do bloqueio da garganta possibilitou o estabelecimento do contato de D. com suas emoções e com seu corpo, tornando-lhe consciente de sua falta de identidade. Essa tomada de consciência foi fundamental para que se organizasse com base em seus desejos e auto-afirmação. A transferência negativa foi cuidadosamente trabalhada, mesmo quando não estava explícita. Fiquei atenta aos momentos de grande competição com a terapeuta, identificando-a como um meio de se defender do medo de criar um vínculo afetivo e da entrega ao seu processo. D., pessoa muito inteligente e culta, trouxe *insights* muito interessantes e verdadeiros sobre seu próprio processo, o que contribuiu muito para a evolução do trabalho terapêutico.

Não chegamos a trabalhar a pelve. Mas a percepção de D. referente a esse segmento era de anestesiamento, em especial quando expressava raiva. Contudo, a mobilização das pernas e pés possibilitou-lhe trazer um pouco de energia para esse segmento, livrando-a da constipação crônica e dando-lhe algum contato com os pés, sempre frios e contraídos.

Para finalizar enfatizamos que o trabalho com fronteiriços (*borderlines*) tem de ser cuidadoso e paciente. O trabalho intenso do segmento ocular possibilita prevenir o desenvolvimento de uma psicose. Como dissemos, esse segmento é fundamental para a organização da identidade e crucial para promover o contato com o *self*.

# Referências bibliográficas

COBRA, G. de O. "Superego: um estudo de intensidades". In: *Reich contemporâneo: perspectivas clínicas e sociais*. Rio de Janeiro, Sette Letras, 1998.

DANCHIN, C. "Stabilisation Fonctionelle et Épigénèse: une approche biologique de la genése de l'identité individuelle". In: LEVI-STRAUSS, CLAUDE, *L'identité*. Paris, Bernard Grasset, 1977, pp. 185-221.

FREUD, S. (1905) *On Sexuality*. Londres, Penguin Books, 1979.

_____. (1933-32) *New Introductory Lectures On Psychoanalysis*. Londres, Penguin Books, 1977.

HEIMBACH, R. "An Impulsive Character: Problems of Diagnosis and Treatment". In: *The Journal of Orgonomy*. Nova York, Orgonomic Publications, 1985, v. 19, n° 1, pp. 26-41.

JOLIVET, R. "Psicologia". In: *Tratado de filosofia*. Rio de Janeiro, Agir, vol. II, 1963.

KONIA, C. "The Perceptual Function in Armoring (Part II Specific Character Disorders". In: *The Journal of Orgonomy*. Nova York, Orgonomic Publications, 1985, v. 19, n° 1, pp. 122-39.

REICH, W. (1933) *Character analisis*. 11ª ed., Nova York, Farrar, Strauss & Giroux, 1994.

_____. (1927) *The function of the orgasm*. 1ª ed., Nova York, Quokka Books, 1978.

_____. *Ether, God and Devil: cosmic superimposition*. 2ª ed., Nova York, Farrar, Strauss & Giroux, 1983.

_____. *The bioelectrical investigation of sexuality and anxiety*. Nova York, Farrar, Strauss & Giroux, 1982.

# A importância do trabalho ocular no processo terapêutico

Cínthia Ramos Busato*

Há algum tempo, fui chamada por um hospital da rede pública de Florianópolis para avaliar uma paciente de 15 anos que havia sido internada com suspeita de algum tipo de comprometimento neurológico. Somente após terem sido realizados todos os exames necessários e não tendo aparecido nenhum resultado positivo, é que fui contatada por um residente da neurologia. Primeiramente relatarei o caso para, em seguida, fazer algumas considerações e levantar questões referentes a ele.

A paciente, aqui denominada K., estava impossibilitada de mover-se, então fui até o hospital. Nesse primeiro encontro estavam presentes a mãe dela, que a acompanhava na internação, e o médico que me havia chamado. K. tinha um bom contato com ele, era cooperativa nos exames, respirava quando ele pedia, virava-se para ser auscultada etc. Enquanto ele a examinava, fiquei observando. Depois que ele saiu, permaneci por mais uma hora com K. e sua mãe. A primeira impressão que tive foi de que K. estava com a expressão "congelada" de recuo diante de algo tremendamente assustador: o braço direito levantado parecendo querer proteger o rosto, que estava virado para o lado esquerdo, os olhos voltados para dentro das pálpebras no lado esquerdo superior, toda a face repuxada para o lado

---

\* Psicóloga formada pela Universidade Federal de Santa Catarina, em 1983, com formação no Centro de Investigação Orgonômica W. Reich (CIO), no Rio de Janeiro, entre 1985 e 1992. Formou e coordenou durante cinco anos a primeira formação em terapia reichiana de Santa Catarina. Atualmente trabalha em Florianópolis e membro do Centro de Estudos Reichianos (CER) desta cidade.

esquerdo, causando uma imobilidade quase total da articulação da boca. Isso e a contração da língua a impediam de falar. Ela se comunicava só com a mãe, por meio de gestos e sons inarticulados. As pernas estavam totalmente espásticas. O tônus, no geral, era de grande espasticidade, a respiração muito curta e a pele muito branca e fria.

Nesse primeiro encontro pedi para que a mãe me contasse o que havia acontecido desde o início. Como K. se mostrava assustada com a minha presença, garanti a ela que "hoje vou conversar mais com sua mãe". Esta me relatou que os sintomas tinham começado há mais ou menos dois anos, época do casamento da única irmã de K., seis anos mais velha do que esta e de quem K. gostava muito. K. tinha outros dois irmãos, também mais velhos. Três meses antes do casamento, K. ficara menstruada pela primeira vez. A menstruação parou durante sete meses e depois se normalizou, mas sempre a incomodou muito "[...] ela nunca gostou, escondia, dizia que era sujo, tinha vergonha."

O primeiro sintoma percebido foi uma dor de ouvido contínua. A dor era maior no ouvido esquerdo, que chegava a ficar todo vermelho do lado de fora. K. sempre foi muito calada, mas nessa época essa característica se acentuou.

O segundo sintoma percebido, mais ou menos no mesmo período, foi o medo de ficar sozinha e do escuro. À noite ela via sua avó, que havia falecido há seis anos, e de quem gostava muito. Ao mesmo tempo que o medo aumentava, aumentavam os horários de estudo. K. sempre foi boa aluna, mas nesse período estudava compulsivamente, pois desejava ser médica. Arrumava demais as coisas, puxava e estendia exageradamente os lençóis na cama, foi ficando extremamente meticulosa, "queria tudo muito bem-feito".

No início procurou-se um otorrinolaringologista, que depois de alguns meses de tratamento, sem resultado, indicou um psiquiatra. A mãe não soube informar a medicação dada, mas afirmou que depois de medicada, a menina piorou, isto é, foi ficando com o início dessa tensão muscular que agora estava no seu pior momento. Nesse período também foi indicada uma psicóloga à qual K. ia e de quem gostava muito, enquanto era "só para fazer desenhos e brincar, mas depois que ela começou a querer falar de namorados e sexo K. não quis mais ir, de jeito nenhum...". K. dizia que a psicóloga era marota.

Durante todo esse processo, que durou mais ou menos um ano, K. apresentava "crises horríveis" de gritos, desespero, debatia-se ou então mostrava muita raiva. Desde então a única pessoa que consegue se comunicar com ela é sua mãe, solicitada permanentemente: "Ela parece querer saber todo o tempo se eu estou por perto, e se eu não estou, fica ruim...".

A gestação de K. foi agitada: nessa época a família tinha um armazém, e tanto este quanto o serviço doméstico ficavam sob a responsabilidade da mãe, já que o pai era "muito agitado, não parava em casa...". Segundo a mãe, a gravidez foi marcada por tensão, muito trabalho e responsabilidades. O parto foi cesariana; os outros três foram normais. A mãe acredita que isso aconteceu porque estava muito nervosa. K. mamou por três anos e meio, com nove meses andou e já começou a falar.

Na escola era calada, estudiosa, "ótima aluna, muito bem-comportada e corria dos meninos". A irmã perguntava, brincando, se ela já tinha namorado, e K. sempre ficava muito brava, dizia que a irmã era marota e não iria namorar. K. só tinha uma amiga mais chegada, que também "não gostava dos meninos". Tudo isso a mãe me contou nesse primeiro dia. Esta me pareceu muito assustada, nervosa e bastante preocupada e disponível para a filha. Enquanto falava notei que K. "me espiava", mas quando eu a olhava, rapidamente voltava os olhos para a esquerda e para cima, eu estava à sua direita. Isso me chamou a atenção, pois o movimento dos olhos era claro. Quase no final da conversa com a mãe, numa dessas "espiadas" de K., disse-lhe que podia "espiar-me" à vontade e que eu só me aproximaria quando ela deixasse.

Quando saí do quarto fui falar com o médico residente e com o chefe da neurologia. Ficou combinado que durante uma semana suspenderiam a medicação (antidepressivo) para que eu pudesse fazer a avaliação e manteriam K. e sua mãe em um quarto sozinhas, já que normalmente o quarto era para duas internas. Havia suspeita de abuso sexual por parte do pai. Os médicos me disseram que já haviam tentado falar com o pai da menina a respeito, mas que ele se havia mostrado bastante irritado. O pai pressionava muito para levar a filha embora; moravam no interior do estado. O médico não soube precisar exatamente por que suspeitava de abuso sexual.

Saí do hospital com suspeita de conversão histérica com bloqueio ocular severo.

No segundo encontro, K. estava no mesmo estado, e quando cheguei ficou agitada pedindo para ficar junto da mãe. Esta, por sua vez, tentava fazer K. tornar-se "cooperativa", dizendo que eu só queria o "bem dela", que eu era "boazinha". Afirmei a K. que eu jamais faria algo que ela não quisesse e que eu sabia que ela estava com muito medo, e por isso sua mãe poderia ficar sempre perto, segurando sua mão. Eu disse também que precisava tocá-la, mas só quando ela deixasse. No primeiro movimento que fiz para pegar sua mão, recuou assustada, mas deixou-se tocar logo depois. Fiz uma massagem suave com pequenos movimentos das articulações. Enquanto isso, conversava amenidades com ela e a mãe — TV, artistas etc. A mãe reclamou de dor nas costas por estar dormindo mal no sofá do quarto. Fiz massagem também na mãe nos ombros e nas costas. E K. só ficou espiando.

O terceiro encontro foi num sábado e passei no hospital pela manhã. Desde que iniciei o contato com K. fui diariamente visitá-la, inclusive aos sábados e domingos. K. estava bem, foi cooperativa, deixou-se tocar na mão novamente, nos braços, no peito, com suavidade, seguindo a respiração. No final fiz a concha,[1] da qual, no primeiro momento ela também não gostou, mas depois aceitou. O objetivo da concha foi avaliar a possibilidade de usar essa técnica como abrandamento do medo, criando um espaço que propicia a sensação de proteção e relaxamento. No início, a massagem aumentou a sua tensão muscular, mas depois de dois minutos ela relaxou um pouco, principalmente o braço, que já não estava tão levantado diante do rosto. Permitiu a concha por três minutos, quando não quis mais, fez um sinal com a cabeça e eu parei, como o combinado no início. Com isso, propiciava a K. maior autonomia com relação a seus desejos e limites.

No quarto e quinto encontros, o trabalho seguiu o mesmo curso. Em alguns momentos durante a concha vinha um sobressalto, os olhos fechados tremiam muito, o globo ocular fazia movimentos rápidos de lateralidade, mas depois K. ficava muito relaxada, com a musculatura visivelmente solta. A concha durava entre oito e dez minutos.

Desde o primeiro dia eu tinha pedido que a mãe, antes de K. dormir, passasse um pano úmido com água salgada morna por todo o corpo da menina. K. adorava esse momento e pedia à mãe que o

---

1. O terapeuta, com as mãos em forma de concha sobre os ouvidos da paciente, visa recuperar registros mnêmicos da vida intra-uterina e neonatal.

passasse. Ela gostava também da concha e já posicionava-se para que eu pudesse fazê-la. Eu sempre salientava que percebia seu medo, mas que ali ela estava protegida e que eu não faria nada que ela não quisesse.

No quinto dia iniciei, mais uma vez, com a massagem nas mãos. Por um momento, tentei aprofundar um pouco o toque, mas imediatamente K. recuou e rejeitou-o, puxando a mão. Garanti a ela que não insistiria, que não queria assustá-la, e continuei mais suave, mas com o toque bem firme.

O braço cedia bem, a respiração estava mais solta e a concha já ficava quase quinze minutos. K. ficava bem quieta, os olhos já não se mexiam tanto.

Sua mãe disse que ela estava dormindo muito bem, "melhor do que com os remédios". Normalmente seu sono era recheado de muitos sobressaltos.

O sexto encontro foi similar ao quinto. K. já permitiu que a sua mãe ficasse sentada na outra cama, mais longe portanto.

Quando cheguei para o sétimo encontro a mãe estava muito nervosa, pois K. tinha passado muito mal à noite, gritado muito e se debatido com força. Perguntei se o que ela teve era parecido com o que fazia antes de ter parado de falar e ficar "toda dura", e a mãe disse que sim. Acalmei a mãe dizendo que isso era esperado, pois ela estava soltando a musculatura e, portanto, o pânico estava podendo ser expresso. O hospital só deu medicamentos no momento da crise e continuou mantendo o acordo de suspensão da medicação.

Neste dia K. estava bem tranqüila. Como eu já vinha fazendo diariamente, comecei com a massagem nas mãos, nos braços, no peito, levemente, e concha, sempre garantindo que ela estava protegida ali, que podia expressar seu medo, que não havia pressa. Comecei a dizer a ela que sabia que alguma coisa a estava assustando e que a gente ainda ia falar sobre isso, claro, quando ela quisesse. O rosto já estava visivelmente mais relaxado, mas quando entrava alguém no quarto ela o tensionava totalmente, o que, segundo a mãe, geralmente acontecia.

No oitavo dia, durante a concha, K. fez um movimento brusco com sua mão para tirar a minha dos seus ouvidos e iniciou-se a "fase da raiva" (grifo meu). Durante dois dias ela teve crises sérias de raiva. Um dia, quando cheguei ao hospital, a mãe estava com o braço todo arranhado.

Eu disse que ela não deveria ter deixado K. fazer isso, não deveria submeter-se desse jeito, pois K. podia ter raiva, mas deveria expressá-la batendo ou arranhando o colchão. Foi o que começou a acontecer. O movimento das pernas esfregando no colchão com raiva incomodava a mãe, "horrível de se ver, doutora", mas, aos poucos, foi ajudando K. a relaxar. Um dia, nesse período, voltando do banheiro, ela caiu com as "pernas moles".

Achei importante o fato de ter alertado a mãe sobre a necessidade de estabelecer limites para K., pois ela sempre se mostrava submissa a tudo. Isso aliviou muito a mãe, que se abriu comigo em relação ao pai de K.: disse que ele era muito cabeça dura, irresponsável; que ela sabia que ele tinha outras mulheres, enfim, que "sofria muito nas suas mãos".

No nono dia, uma sexta-feira, quando cheguei ao hospital o pai estava lá. K. estava no banheiro com a mãe e não queira vir para o quarto, portanto fiquei sozinha com ele. Disse-se me que tinha vindo buscá-las, pois já tinham passado "mais de vinte dias" e nada acontecia, que os médicos não sabiam de nada e ele não podia permitir que sua esposa ficasse "sacrificando-se tanto", pois tinha "problema dos nervos" e já tinha tentado o suicídio. Disse ainda estar preocupado. Nesse dia eu o ouvi bastante e como K. negava-se a vir para o quarto, a mãe saiu do banheiro somente para dizer que ela havia piorado depois que se assustou vendo o pai chegar inesperadamente. A primeira impressão que tive do pai foi a de um homem sedutor, com um olhar que parecia querer me despir. Essa característica, em alguns momentos, chegava quase a ser agressiva. Saí sem ver K.

No sábado — décimo dia — quando cheguei, K. estava realmente pior, com mais espasticidade, olhando distraída para a TV.

Nesse dia fiquei quase duas horas conversando com o pai e a mãe, juntos. Ficou evidente o clima de tensão entre eles. Tornou-se evidente o ciúme doentio do pai: há um ano, K. fora internada para exames no hospital infantil em Florianópolis, e quando ele veio visitá-las encontrou no quarto o pai da outra interna. Imediatamente fez um escândalo, pois sua esposa não poderia ficar com um homem no quarto. A direção do hospital tentou acalmá-lo, mas não conseguiu. No dia seguinte, ele as levou embora. Essa e outras situações mostraram um homem impulsivo, sedutor, irritado com os médicos por estes terem hipotetizado que ele houvesse importunado a filha sexualmente.

Tive de ser positiva quanto à inadequação do seu comportamento agressivo, já que a filha evidentemente piorara com a sua presença. Acalmei-o em relação à pressão que o comportamento acusativo e desconfiado dos médicos estava exercendo sobre ele. Expliquei que a sexualidade é uma necessidade primária e, muitas vezes, por causa da repressão, as pessoas fantasiam situações que não aconteceram de fato. Dei como exemplo alguém que é muito tenso quanto a medo de ladrão, e pode correr apavorado quando vê uma sombra na parede, mesmo que seja somente um galho de árvore. O medo causa muitas vezes idéias distorcidas. Exemplifiquei ainda recorrendo ao seu ciúme: hoje ele pode perceber a inadequação do escândalo no hospital infantil, mas na hora não pôde pensar em nada; ele "viu" o que não existia. Disse-lhe que isso evidencia um grande medo de ser traído, e ele concordou comigo. Mostrei a ele que, nesse momento, eu estava conduzindo o tratamento de sua filha, e por isso ele estava proibido "de meter o nariz onde não era chamado". Disse-lhe que, provavelmente, eu não entendia do trabalho dele e todos — hospital, médicos, eu e a mãe — estávamos nos esforçando para compreender o que aconteceu com K. para poder ajudá-la, e ele, muito egoisticamente, colocava seu ciúme acima disto. O pai ficou um pouco sem jeito mas concordou em deixar a mulher e a filha "por mais uma semana, ouviu doutora?", já que, desta vez, a filha tinha mostrado melhoras concretas sem o medicamento.

Na semana seguinte, o trabalho seguiu sem incidentes. Como K. teria de voltar para a cidade em que vivia, no interior do estado, tentei pensar numa solução para dar prosseguimento ao tratamento. Chamei uma psicóloga com formação em terapia reichiana, que atende mensalmente em uma cidade próxima à de K., para dar continuidade ao trabalho. Durante alguns dias, Renata foi me acompanhando nos encontros e começou aos poucos a trabalhar com K., ainda em Florianópolis.

O hospital, nesse período, já não podia manter K. internada ocupando dois leitos. Por isso, os médicos pensaram em encaminhá-la para um hospital psiquiátrico em Porto Alegre, onde teria de ficar internada sem a mãe. K. estava visivelmente melhor. A espasticidade geral diminuída já a permitia andar, tomar banho e ela já se mostrava muito receptiva ao trabalho corporal, principalmente à concha e ao pano quente. Por volta do décimo quinto dia, a raiva já havia diminuído muito. Nosso objetivo era que ela pudesse voltar a falar. O hospital, que até esse momento, mais ou menos vinte dias, não interferira em nada no trabalho, começou a pressionar para a volta da medicação e também para a internação, pois se ela voltasse para casa, segundo eles, pioraria.

Como a mãe de K. estava com muitas esperanças quanto ao trabalho que vínhamos desenvolvendo, perguntou-me o que eu indicava. Mostrei-me contrária à internação, já que havia a possibilidade de K. continuar seu tratamento com Renata, ainda que somente uma vez por mês. Nesse momento também falei para ela, de forma clara e objetiva, do diagnóstico inicial que vinha se confirmando. Expliquei o que é a histeria, a ameaça que representava para K. o comportamento sedutor do pai, mesmo que não tivesse sido nunca objetivamente dirigido a ela. Falei também da impossibilidade de K. identificar-se com ela como mulher e de como a mãe tinha aberto mão de seu lado feminino para ser somente boa esposa e mãe responsável etc. A mãe compreendeu claramente e disse que "no fundo eu já sabia disso tudo...". Apesar da pressão da equipe médica, K. voltou para a sua cidade e continua com o trabalho corporal. Desde esse período acompanho o seu desenvolvimento, pois continuo supervisionando o caso e recebo bilhetes e cartas da mãe e de K., que já está falando, caminha normalmente e tem todo o tônus normalizado.

Em outro momento, juntamente com Renata, pretendo dar continuidade à exposição do desenvolvimento desse caso. Por enquanto quero somente discutir algumas questões que o trabalho me trouxe.

Eu tinha vários dados para supor uma conversão histérica. O comportamento do pai deixava evidente que ele era um "dom-juan", sedutor e bastante erotizado. Mas só isso não pode, de forma alguma, gerar suspeitas de abuso sexual concreto. A não ser que se desconheça totalmente a obra de Freud a respeito das fantasias eróticas infantis.

Por isso, considerei totalmente inadequada a postura dos médicos ao lidar com essa suspeita na relação com o pai.

Tudo indica uma conversão histérica ligada à impulsividade do pai, ao seu ciúme agressivo, à constatação de um "pai gozador", que está, de forma ilimitada, ligada ao prazer (não trabalhar, ter outras mulheres, poucas responsabilidades, ter uma atuação bastante erotizada etc.). Essa falta de limites do desejo do pai acentua a dificuldade de K. impor limites à sua própria erotização e desejos incestuosos.

Por outro lado, a mãe mostra-se pouco feminina, tem uma atitude desqualificatória em relação a seu próprio corpo, e, ao mesmo tempo, também vincula-se sem dar limites a K., com um cuidado extremo e excesso de mimos ("Ela é o meu bebê").

Citando Freud:

> É verdade que um excesso de afeição dos pais é nocivo por causar a maturidade sexual precoce e também porque, mimando a criança, torna-a incapaz, na vida ulterior, de passar temporariamente sem amor ou de contentar-se com uma pequena quantidade dele".

Freud diz, ainda, que a relação da criança com quem cuida dela proporciona uma fonte infindável de excitação sexual e de satisfação de suas zonas erógenas. Prossegue ele,

> [...] já que a pessoa que cuida dela, que, afinal de contas, em geral é sua mãe, olha-a ela mesma com sentimentos que se originam de sua própria vida sexual: ela a acaricia, beija-a, embala-a e muito claramente a trata como um substituto de um objeto sexual completo.

Parece ser este o caso de K. Sua mãe deixou-me claro muitas vezes a insatisfação na relação com o marido. Outras vezes me falou, bastante excitada, do prazer de ver a filha estudar, bonita e inteligente "[...] *era a maior alegria da minha vida*". Como Freud deixa bem claro:

> Uma mãe provavelmente ficaria horrorizada se lhe fosse dito que todos os seus sinais de afeição estavam despertando os instintos sexuais do filho e preparando-os para sua intensidade ulterior. Ela considera o que faz como amor assexual, "puro", já que, afinal de contas, cuidadosamente evita aplicar aos órgãos genitais da criança mais excitações do que são inevitáveis ao cuidar dela. Como sabemos, com tudo, o instinto sexual não é despertado somente por excitação direta da zona genital. O que chamamos afeição infalivelmente mostrará seus efeitos, um dia, também nas zonas genitais. Além disso, se a mãe entendesse mais da alta importância do papel desempenhado pelos instintos na vida mental como um todo — em todos as suas relações éticas e psíquicas — ela se pouparia quaisquer autocensuras mesmo após ser esclarecida. Ela está apenas cumprindo seu dever de ensinar o filho a amar. Afinal de contas, a criança deve crescer e transformar-se numa pessoa forte e capaz, com vigorosas necessidades sexuais, e realizar durante sua vida todas as coisas que os seres humanos são impelidos a fazer por seus instintos.

Por que K. se assustou tanto? O corpo estava tão erotizado que não encontrou limites? Numa leitura psicanalítica, a conversão histérica é o limite que K. precisou criar, diante da dificuldade de recebê-lo na vinculação parental. E o bloqueio ocular severo que coloco junto com a conversão histérica na minha hipótese de diagnóstico? É a própria expressão do congelamento da pulsação entre a capacidade de representar a realidade (distorção da percepção) e sentimentos, que mantinha a impossibilidade da representação.

Um dos obstáculos do tratamento psicanalítico de K. era a impossibilidade da fala. Nesse momento, evidencia-se a importância da teoria e das técnicas reichianas de intervenção corporal sobre o segmento ocular e sobre a couraça muscular, como possibilidade de estabelecimento de uma relação terapêutica.

Segundo Jorge Stolkner, "[...] *a corporização da energia é função do segmento ocular*". Corporização da energia significa ligar a energia livre à matéria, dar corpo-pensamento. Para Reich, vida significa pulsação conjunta de matéria e energia. A função do segmento ocular é o processo de construção da percepção da realidade do sujeito, segundo suas experiências e interação com o mundo. É no segmento ocular que estão os principais acessos de informações do mundo que está ao nosso redor. Com o desenvolvimento dessas percepções vamos nos diferenciando do meio e percebendo a periferia do nosso próprio campo energético. Da separação do interno e externo origina-se o conceito de eu/tu, sujeito/objeto. Daí ocorrem também perturbações da noção de limite e identidade. Levando isso em consideração, podemos constatar que o trabalho ocular não se limita a *actings* desse segmento, mas está presente em todo o processo terapêutico, na base do "recordar, repetir e elaborar" de Freud.

Jorge Stolkner afirma também que o processo de corporização é composto por dois pares antitéticos:

                              Contato (expansão)

Corporização energética ———

                              Representação (contração)

Quando nesse processo existe um desequilíbrio para qualquer um dos pares antitéticos, temos:

1. MUITO CONTATO COM POUCA REPRESENTAÇÃO: Defesa histérica. As sensações na histeria estão à flor da pele, mas há dificuldade de elaboração.
2. MUITA REPRESENTAÇÃO COM POUCO CONTATO: Defesa obsessiva. As representações, os pensamentos e as idéias no obsessivo estão aumentadas, enquanto as sensações diminuem.

O que falta no processo de K. é a possibilidade de representar o perigo que a erotização sem limites do seu próprio corpo traz. Todo o trabalho inicial refere-se a isso: a necessidade da maternagem, o trabalho com a concha, a massagem suave e o pano úmido e quente foram técnicas usadas para diminuir o pânico de estar imersa em um mundo de sensações totais, aumentando a possibilidade de maior contato consigo mesma; um contato não desestruturador que dava a K. a possibilidade de ir construindo a seu tempo seu contorno, seus limites para conter suas sensações tão ameaçadoras. Em paralelo a isso, as representações iam sendo construídas pela verbalização e aceitação do seu medo e, principalmente, pelas situações de demarcação de limites dadas tanto para a mãe, no caso da agressividade de K. no seu braço, quanto ao pai, quando deixei claro que eu conduzia o trabalho e, ali, ele não iria se meter. Foram dois momentos importantes do trabalho.

O trabalho de abrandamento da couraça muscular e o conhecimento da simultaneidade da expressão da neurose em nível somático e psíquico, nesse caso tão evidente, ajudou-me muito no diagnóstico e tratamento.

Quis registrar esse caso por achá-lo bastante interessante; sendo este um primeiro texto de apresentação de caso, pretendo apresentar posteriormente outro, aprofundando as discussões teóricas iniciadas aqui. Coloco-me aberta a sugestões, discussões e mais informações sobre dados que estejam faltando para um melhor entendimento, tanto do diagnóstico quanto da estratégia de tratamento.

## Referências bibliográficas

FREUD, S. *Obras Completas*. Standard, vol. VII, "Três ensaios sobre a teoria da sexualidade".

STOLKNER, J. "Vídeo gravado no CIO de um seminário didático sobre segmento ocular em outubro de 1994".

# A psicossomática: Reich ignorado

Élida Sigelmann*

## I

A medicina psicossomática e a relação mente-corpo vêm assumindo progressiva importância neste século, permitindo uma nova visão do fenômeno da doença.

Não é, contudo, sem conflitos que ela trata de impor-se como atividade científica. Desde a revolução implantada por Pasteur, o médico deixou-se deslumbrar pelo espelhismo das cifras das dosagens, da caça aos micróbios, dos registros elétricos, das curvas, do estabelecimento da normalidade, levando a uma perda do sentido humano.

Não é difícil para um médico reconhecer e tratar uma pneumonia, um sarampo, um reumatismo articular agudo, mas este fica inseguro diante de uma dor sem causa orgânica definida ou de qualquer outro sintoma cuja causa nenhum aparelho detecta, nem química alguma faz efeito.

O diagnóstico freqüente para esses casos é distúrbio "funcional", nada que um tranqüilizante não resolva. À medida que a pessoa procura um médico supõe-se que ela acredita — ou prefere acreditar — que seu mal está no corpo e como tal deve ser atendida. Os placebos e diagnósticos inofensivos como amebíase, alergia, leve anemia, tranqüilizam o paciente e auxiliam os médicos, enquanto preservam suas crenças, sua posição e seu *status*.

---

* Professora dos cursos de doutorado e mestrado em psicologia, do Instituto de Psicologia da UFRJ, e psicoterapeuta reichiana.

Em certa medida a medicina psicossomática descobre que é preciso integrar o sintoma do paciente ao contexto de seu meio, seu ambiente, suas condições socioculturais, seus conflitos familiares, suas preocupações profissionais e financeiras, bem como a conflitos emocionais. Confere ao sintoma o valor de mensagem e a função de comunicação. O menor detalhe adquire importância: o tom de voz do paciente, suas vacilações e seus silêncios, a forma como leva seu corpo, seu olhar, seus gestos, suas mímicas revelam mais do que um eloqüente discurso, sem desprezar os recursos da engenharia médica e das análises laboratoriais. Tudo isso sugere um casamento entre Hipócrates, Pasteur e Freud.

Por outro lado, psiquiatras, psicanalistas e psicólogos descuidam do corpo e, deliberadamente, se concentram na interpretação do discurso do paciente, ignorando que o canal verbal não tem em todos os casos o poder curativo.

Dessas posições extremadas decorre o desenvolvimento de técnicas e teorias suscetíveis de desbloquear outros canais de expressão como o relaxamento, a respiração e a sexoterapia, que se propõem a redescobrir a linguagem natural do corpo. Em nenhum momento Reich é mencionado, embora seja este o tema central de sua teoria.

A medicina psicossomática tem como objetivo principal harmonizar essa dicotomia, essas linguagens que programam toda a nossa existência. A psicossomática não pertence ao domínio da fé. Não se trata de crer ou não crer na unidade corpo-psiquismo. Esses são dois aspectos particulares do conjunto vivente constituído pela pessoa.

Hipócrates havia afirmado, em sua época, que a histeria, em suas manifestações femininas, era conseqüência mental de um útero dessecado, mostrando que os problemas sexuais interferiam na saúde mental. Mas ao longo da história da medicina oficial nunca foi possível demonstrar como uma emoção poderia produzir alterações endocrinológicas, situação vista com desconfiança pelo médico tradicional, sem que ninguém considerasse a proposta apresentada por Reich.

Pode-se atribuir a Freud o início da abordagem psicodinâmica da doença mental. Como Franz Alexander elucida, começa com Freud o estudo da psicologia motivacional. *"Ele foi o primeiro a adotar com coerência o postulado do determinismo absoluto dos processos psicológicos e a estabelecer o princípio dinâmico fundamental da causalidade psicológica"* (1989, p. 30).

Isso decorreu da descoberta de que grande parte do comportamento humano é determinado por motivações inconscientes e a técnica psicanalítica permitiu comprovar e compreender as enfermidades psíquicas como produtos da mente.

Tanto em Freud quanto em Alexander, como se pode aduzir desta citação, ocorreu apenas uma mudança do pólo prioritário causal. Apesar de ambos reclamarem para a psicanálise o primeiro movimento de reação contra a medicina oficial, contra a especialização, contra a desconsideração do "fato biológico fundamental de que o organismo é uma unidade e a função de suas partes só pode ser compreendida do ponto de vista do organismo como um todo" (id. ib.), a prioridade do psíquico na determinação das causas das enfermidades físicas ou mentais mantém o modelo racionalista de ciência.

Note-se a omissão de referências a Georg Groddeck, que mereceria menção especial por sua coerência na defesa de uma atitude, de fato, holista e humanista, por uma postura científica contrária ao racionalismo da época.

Coube a Wilhelm Reich demonstrar empiricamente que a angústia tem suas raízes profundas no próprio corpo. A partir da definição de libido em Freud – considerada por este apenas uma manifestação da vida psíquica – Reich demonstra em *A função do orgasmo* que a angústia está vinculada à função do orgasmo, ou seja, quando indivíduos ineptos para descarregar a tensão por um orgasmo autêntico experienciam dito sentimento.

Com isso realiza o que em Freud foi apenas intenção. Reich consegue unificar o organismo na profundeza celular, fonte de todas as manifestações corporais e psíquicas. A célula conserva registros de todas as experiências e vivências de um organismo: traumatismos, emoções reprimidas ou rechaçadas, sem excluir as pré-natais, são aí memorizadas; portanto, essas experiências também ficam registradas no sistema nervoso, na musculatura do corpo e não apenas no cérebro. O inconsciente está inscrito na rigidez muscular. A rigidez impede o movimento natural de expansão e contração, a pulsação que mobiliza o livre fluxo das correntes vegetativas. Reich afirma que todo processo vital explica-se pela propagação do potencial bioelétrico do organismo.[1]

---

1. Segundo José Inácio Xavier, essa posição de Reich vem sendo revista na atualidade com a inserção do Sistema Nervoso Central, não considerado por este.

A ligação corpo-alma já havia sido explorada por Descartes ao fazer da glândula pineal a porta pela qual a alma (sopro divino) ligava-se ao corpo e podia penetrar nos "espíritos animais" (componentes da corrente sanguínea e do ar) que deslizavam desde o cérebro, pelos nervos, a todos os músculos e órgãos, preenchendo todos os canais e cavidades por onde circula o sangue. Explicação bizarra, mesmo para sua época, mas suficiente para manter o corpo comparável a uma máquina como outra qualquer, que realizava trabalho consumindo o calor produzido pelo coração, distinta do espírito. Mente e corpo são duas substâncias distintas e nada que está no espírito pode derivar-se do corpo – as sensações são enganosas, crivando a possibilidade de interação da glândula pineal com setas mortíferas.

Mais recentemente Pavlov, pelo reflexo condicionado, abre uma brecha capital para compreender os mecanismos que regem o corpo e o psiquismo. Assim como Freud demonstrou que um traumatismo ou uma repressão intensa podia afetar o aparelho locomotor na histeria, Pavlov provou que todas as vísceras e as secreções glandulares podem ser afetadas por um agente exterior, provocando uma neurose experimental. Inversamente, sabe-se hoje que os estados viscerais podem atuar sobre os músculos estriados.

Não só as condições exteriores produzem neurose, mas, essencialmente, as condições psíquicas afetivas estressantes que ocorrem antes ou depois do aparecimento da linguagem. O bebê não tem a possibilidade de traduzir seus desejos e emoções verbalmente, obriga-se a expressar seus sofrimentos por meio de seu corpinho. Se não compreendidos, estes podem comunicar-se sob a forma de espasmos ou contrações permanentes, tornando-se raízes arcaicas de muitos transtornos psicossomáticos. Reich sustenta, por pesquisas experimentais, que a história individual, desde quando embrião, acha-se registrada no cérebro primitivo e realiza inscrições somáticas. Do mesmo modo, qualquer condição externa estressante pode desencadear emoções que a pessoa reprime e acabam por inscrever-se no corpo, e cuja necessidade de expressão se faz pela linguagem de um sintoma ou enfermidade.

Mas não basta a reunião desses fatores, do desequilíbrio proveniente da infância, do ambiente mal tolerado, para surgir a enfermidade psicossomática. Para que esta se realize, afirma Reich, é preciso que ocorra uma ruptura da unidade funcional, em conseqüência de uma impossibilidade do organismo administrar o excesso de carga para o seu potencial energético metabolizar. No entanto, essa aderência ao mecanicismo está sendo corrigida pelos pós-reichianos.

A medicina psicossomática parte dos estudos de Freud sobre o sintoma histérico em seus aspectos físicos e psíquicos. A expressão psíquica de Freud sobre o sintoma histérico baseia-se numa função dupla: rejeita um desejo que cria a culpa de modo a diluí-lo da percepção e proporciona uma espécie de gratificação corporal. Esse último aspecto impede o aparecimento do conflito inconsciente no campo consciente e, dessa forma, se protege da angústia. Quando esse mecanismo falha, a pessoa usa o deslocamento ou a modificação.

Hoje, a noção de campo propício volta a ser revalorizada a partir das descobertas realizadas na imunologia contemporânea, noção essa presente nas formulações de Reich. Compreende-se, atualmente, que estas células oferecem abrigo a certas drogas e a determinados vírus, enquanto outras não são receptivas. Essa descoberta ampliou o campo da psicossomática para longe da histeria, estendendo-o para outros tipos de personalidade, o que veio a complicar a prática médica e tornar complexa a explicação freudiana.

É surpreendente quando o motivo desencadeador não chega a ser um traumatismo, mas, ao contrário, é com freqüência um incidente banal ou não-determinado, ao qual o indivíduo não consegue adaptar sua história. Canaliza, então, suas emoções, esconde seus conflitos e deixa que o corpo se manifeste. Cada pessoa tem sua própria linguagem corporal, cada emoção desencadeia certa quantidade de reações internas.

A influência das emoções inconscientes sobre as vísceras e o corpo permite vislumbrar como atua o inconsciente. Os desenvolvimentos das ciências físico-químicas oferecem explicações científicas às transformações de um conflito psíquico em um fenômeno físico localizado. Ensinam-nos que ao ocorrer uma desordem funcional em um organismo opera-se uma modificação, por sobrecarga do aparelho fisiológico em termos de secreção glandular ou dos neuromediadores químicos: sódio, potássio, cálcio etc. Sabe-se também que as catecolaminas, a histamina, a acetilcolina podem alterar-se e produzir microlesões, porém reversíveis.

Reich descobriu que toda enfermidade tem origem em uma disfunção, ou seja, contração do sistema nervoso autônomo e do sistema nervoso vegetativo, que impede a pulsação plasmática geradora da mobilização da energia vital.

Nessa vertente, as intenções de Reich foram surpreendentes, muito próximas dos atuais desenvolvimentos científicos, ao mesmo tempo em que identifica o medo como fator desencadeante da contração, no sentido do mecanismo de defesa contra uma agressão.

A concepção globalizadora do ser humano tem ocorrido na psicossomática sob duas modalidades ainda vinculadas ao paradigma positivista da ciência, acreditando que o respeito às emoções do paciente, o interesse por suas condições de vida, sejam suficientes para caracterizar uma visão unitária do homem.

Historicamente a psicossomática fundamenta-se na psicanálise, destacando-se o trabalho de Franz Alexander na pesquisa dos inter-relacionamentos psique/soma, que ainda hoje inspiram a investigação dos relacionamentos cérebro-corpo-mente; na busca da especificidade das diferentes doenças psicossomáticas, cujo rol se expandiu assombrosamente na obra monumental da dra. Helen Flanders Dumbar intitulada *Emotions and Bodily Change* e na obra de Theodor Wolfe. Ressalte-se que ambos foram discípulos de Reich e conheciam sua tese.

O pareamento entre problemas emocionais e sintomas e enfermidades específicas reflete uma mentalidade científica clássica e constitui o maior empecilho para a compreensão da unidade funcional corpo/mente. Falta nesses trabalhos o discernimento do *como* uma emoção abstrata produz um mal físico. Este "como" foi explicitado em toda obra de Reich e pela interpretação que ele faz do funcionalismo. Não obstante a estimulação intelectual que fez progredir a identificação de numerosas doenças e suas respectivas causas em conteúdos psicológicos específicos, superou a antiga referência a fatores gerais como ansiedade, tensão, desequilíbrio emocional. Apesar de contínuas referências ao organismo como uma totalidade, persiste na medicina psicossomática a miopia metodológica que impede a transferência da verdadeira idéia de organismo unitário para o plano da ação. Chegam mesmo a usar expressões como unidade funcional, mas falam em unidade como partes interligadas, denunciando a incapacidade intelectual para a apreensão global.

A modalidade de ação encontrada pelos médicos para lidar com essa questão é a organização de equipes multidisciplinares. Cada especialista cuida de sua parte, de modo que a totalidade dos fatores que perturbam o paciente pode ser tratada simultaneamente, sob o comando do médico, acrescido da manutenção interpretativa da psicanálise. Nisso se resume a prática globalista: uma análise multifatorial para estudar a influência simultânea de diversos fatores, pensando com isso abarcar o fenômeno em sua totalidade, enquanto mantêm o modelo causalista mecanicista. O que isso quer dizer? A mera multiplicação de causas para explicar um fenômeno apenas amplia sua complexidade e não chega a alcançar a qualidade do todo. O inverso, ou seja, uma causa única podendo produzir diferentes efeitos ou nenhum, complica a explicação em termos lineares. Se o hospedeiro não for levado em consideração na sua especialidade, múltiplas causas poderão ser aventadas, mais pela percepção e pela teoria do observador do que pela experienciação subjetiva do indivíduo. Tanto o meio externo quanto o interno confluem para a formação de algo diferente, de algo novo com propriedade distinta daquela dos seus componentes e para o qual as leis da causalidade não se aplicam. No caso da busca de múltiplas causas está sendo mantido o modelo linear da ciência clássica, que se mostra inadequado aos paradigmas da ciência atual.

Recentemente o resgate da noção de campo tende a descartar a interpretação biológica em favor da interpretação da doença como uma linguagem que permite à pessoa comunicar seu conflito. A vertente simbólica dos significados e significantes procura eliminar a redução ao fator sexual como única explicação para as doenças sem causa orgânica definida. A afirmação de que muitas enfermidades são provocadas por emoções vividas no presente estabelece uma distinção entre doenças orgânicas e os distúrbios da sexualidade, o que representa um retorno à dicotomia mente-corpo. Ao mesmo tempo essa afirmação nega a possibilidade da memória celular, que, na visão de Reich, aumenta a probabilidade de uma pessoa tornar-se propensa a sofrer de problemas psicossomáticos se ela experienciar emoções que entrem em ressonância com seus conflitos arcaicos, os quais, muitas vezes, sequer atingiram o inconsciente (conforme definido por Freud).

Ainda que algumas situações de disfunções sexuais, como a impotência erétil e a ejaculação precoce, no homem, o vaginismo, a penetração dolorosa ou ausência de orgasmo, na mulher, possam, da perspectiva médica, ser identificadas a distúrbios de outras funções orgânicas como a digestiva, a circulatória e a respiratória – que também não estão isentas de influências emocionais – em nenhuma dessas funções é tão premente a exigência da presença do outro, o que põe em evidência seu caráter relacional, trazendo à tona os choques e as emoções mais intensas armazenadas na memória experienciada. Mesmo na masturbação há o outro, ainda que produzido pela imaginação do objeto desejado.

O ponto crucial na teoria do orgasmo de Reich, para fundamentar a medicina psicossomática, é o papel central da angústia na produção dos sintomas orgânicos. A contração crônica produzida quer por fatores internos, quer externos, impede o movimento rítmico de expansão-contração do funcionamento vital, aplicados tanto ao campo psíquico quanto ao somático em termos de uma unidade funcional. Tanto o sistema nervoso simpático quanto o parassimpático podem sofrer disfunção por influência de emoções, como distúrbios físico-químicos podem produzir emoções. A grande descoberta foi a idéia sobre a unidade do funcionamento psíquico e somático, e a mobilização da energia biopsíquica. Reich concluiu que a partir da unidade funcional não podia mais aceitar as idéias da psicossomática psicanalítica. Os distúrbios somáticos não são resultados, causas ou manifestações acompanhantes dos processos psíquicos, idéias estas implícitas em posições epistemólogicas monista, dualista e no paralelismo psicofísico. Para Reich os distúrbios orgânicos são os próprios fenômenos psíquicos no campo somático. Trata-se de um *continuum*, um fluxo, uma função de consciência e não de entidades, noção esta que, muito provavelmente, lhe calou fundo ao ter contato com a idéia de *durée* em Bergson.

Em síntese, parece-nos que as grandes dificuldades para o estabelecimento da medicina psicossomática inscrevem-se em duas atitudes fundamentais. A primeira refere-se à orientação "científica" que olha com desconfiança o papel das emoções como "explicação" para enfermidades com etiologia desconhecida. Para esses profissionais impõe-se um maior empenho nas pesquisas, que mais cedo ou mais tarde apontarão as "causas" ignoradas. Sem sombra de dúvida a ciência tem evoluído muito rapidamente nos últimos anos, mas o que se argumenta é que por trás de uma causa sempre se encontrará outra e, assim, até o infinito.

A segunda atitude refere-se à hegemonia psicanalítica, que apesar de dinâmica, como também o era a física newtoniana, aceitou o interacionismo ou uma causalidade supradeterminada, fluidificando o modelo racionalista. A influência da psicanálise é muito grande, ao passo que a assimilação do significado do funcionalismo de Reich é muito difícil.

# II

Nos últimos vinte anos, aproximadamente, vem ocorrendo no meio psicanalítico um forte interesse pelo lugar e estatuto do corpo em sua teoria e prática terapêutica. Trata-se de um movimento desenvolvido predominantemente pela Universidade de Paris VII (psicologia), onde foi criado o Laboratório de Psicopatologia Fundamental, envolvendo grandes nomes da psicanálise francesa atual, como resultado de uma releitura da obra de Freud à luz do pensamento científico contemporâneo e de outros psicanalistas ilustres, como Ferenczi, atentos para o corpo dos pacientes.

Vários pontos dessa releitura aproximam a psicanálise das contribuições formuladas por Reich, ainda em sua fase de condutor dos Seminários em Viena, quando propôs a teoria da técnica psicanalítica. Com essa contribuição foram introduzidas algumas alterações na técnica habitual dos psicanalistas daquela época, que levaram Reich a questionar, também, alguns pontos da teoria. Foi o início da elaboração da sua própria teoria — a análise do caráter, a vegetoterapia caracteroanalítica, fundamento da sua psicossomática.

Dentre esses pontos de reflexão se destaca o dualismo mente-corpo, tema crucial para a psicossomática e uma questão de difícil solução para a psicologia, conforme discutido sumariamente no tópico I deste artigo. A posição da medicina psicossomática até hoje mantém-se dualista ou, melhor dizendo, materialista, uma vez que prioriza o corpo físico, sua fisiologia, sua anatomia, sua química sobre a mente, do qual ela é um produto. O materialismo de Reich é unitário; mente e corpo formam uma unidade interdependente no sentido de que um não pode existir sem o outro, em que seu funcionamento é um discurso de informações dialéticas. Todo o fenômeno que afeta uma pessoa dá-se na mente e no corpo simultaneamente, apenas diferindo na qualidade da manifestação específica a cada esfera.

Freud foi ambíguo em relação ao tema, ora atribuindo à mente o poder de construtora, de causadora dos fenômenos, ora retirando dela qualquer autonomia, conferindo-lhe apenas o papel secundário de reflexo do funcionamento do corpo.

A mente (a alma, o espírito, o inconsciente) figura como recurso instrumental para preencher a lacuna metodológica do encadeamento causal, que permitiria a Freud unir neurologia e psicologia. Quando introduz o conceito de pulsão (Trieb), do qual corpo e mente são manifestações, Freud pretende resolver a dicotomia mente-corpo dada a sua natureza transcendente a um e outro, embora libidinosa. Segue-se desse conceito que a distinção mente-corpo poderia ser um artifício intelectual e instrumental para fins de atuação e intervenção, servindo à possibilidade de inserção do corpo (não necessariamente material) na atividade psicanalítica.

Ao retornar às etapas da evolução libidinal, que deixa inscrita suas marcas nas diferentes zonas erógenas do corpo, a psicanálise contemporânea cria uma dificuldade de ordem prática. Como intervir sobre o corpo concreto do paciente sem romper com as regras e preceitos fundamentais da psicanálise, como Reich ousou fazer? Será isso necessário? Não será possível recorrer aos conhecimentos alcançados pela neurologia e biologia contemporâneas?

Embora o trabalho sobre a musculatura assuma importância na terapia de Reich, ele enfatiza em *A função do orgasmo* que "[...] *as atitudes de caráter podem ser dissolvidas pela superação dos encouraçamentos musculares exatamente como as atitudes musculares podem ser dissolvidas pela remoção das atitudes de caráter*" (p. 274). Desse modo, tanto a intervenção corporal quanto a intervenção verbal se aliam no tratamento de um paciente, recaindo sobre este a determinação do emprego de uma ou de outra técnica ou a sua alternância em razão das suas circunstâncias no momento vivencial apresentado na terapia.

A tendência nos movimentos neo e pós-reichianos é cada vez mais afastar-se do toque direto sobre o corpo físico do paciente, substituído pela introdução de estímulos (*actings*) capazes de afetar o funcionamento do organismo e aumentar a capacidade de percepção consciente de sensações, sentimentos, afetos, cognições e lembranças do paciente. A tomada de consciência e de contato é um fator imprescindível para que o paciente supere suas dificuldades.

Nesse sentido, a releitura da obra de Reich, beneficiada com os desenvolvimentos das ciências contemporâneas, mereceria maior atenção, isenta de preconceito, daqueles profissionais realmente voltados para a solução de um problema tão complexo quanto este da psicossomática. Por que jogar fora um bebê com a água do banho? Por que não utilizar uma atitude interdisciplinar integrando medicina, psiquiatria e filosofia?

Não há mais como permanecermos nas meras descrições de sensações ou na análise simbólica das palavras. O corpo, ou a imagem que temos dele, não se baseia apenas em associações, memória e experiências, mas também em intenções, aspirações e tendências, em constante mobilidade (Schilder, 1994, p. 249).

O objetivo deste artigo não foi o de levantar argumentos pró ou contra a psicanálise ou à terapia reichiana; o objetivo foi, antes, reclamar o interesse verdadeiro pelo conhecimento capaz de chegar mais perto dos sofrimentos de ordem neurológica, neurótica e psicótica, sem esquecer a pessoa que se encontra inserida num mundo.

## Referências bibliográficas

ALEXANDER, F. *Medicina psicossomática.* Porto Alegre, Artes Médicas, 1989.

CHEHABI, W. "Corpo e Psicanálise". In: VILLAÇA, N. *et al. Que corpo é esse?* Rio de Janeiro, Mauad, 1999.

LEWIS, H. & LEWIS, M. E. *Fenômenos psicossomáticos.* Rio de Janeiro, José Olympio, 1988.

MELLO FILHO, J. DE. *Concepção psicossomática:* visão atual. Rio de Janeiro, Tempo Brasileiro, 1988.

NASIO, J. D. *Psicossomática.* Rio de Janeiro, Jorge Zahar, 1993.

NAVARRO, F. *Somatopsicodinâmica das biopatias.* Rio de Janeiro, Relume Dumará, 1991.

REICH, W. *Funcionalismo orgonômico.* (Winco)

_____. *A função do orgasmo.* São Paulo, Brasiliense, 1988.

_____. *Superposição cósmica.* Mímeo. s/d.

SCHILDER, P. *A imagem do corpo:* as energias construtivas da psique. São Paulo, Martins Fontes, 1994.

TORDJAMAN, G. *Como Compreender las Enfermidades Psicossomáticas.* Barcelona, Granica Editor S. A., 1989.

WARTEL, R. *et al. Psicossomática e psicanálise.* Rio de Janeiro, Jorge Zahar, 1988.

# Wilhelm Reich e a psicossomática

Ernani Eduardo Trotta*

Atualmente o termo "psicossomática" costuma ser empregado num sentido bastante genérico para designar diferentes estudos e práticas que tratam da interação recíproca entre soma e psiquismo, ou mais coloquialmente, entre corpo e mente.

O interesse por esse tema remonta à Antiguidade, como discutiremos adiante. Porém, os estudos mais antigos eram limitados pelos poucos conhecimentos disponíveis sobre a mente humana. No final do século XIX e início do XX, as descobertas de Sigmund Freud a respeito da natureza e da dinâmica dos processos psíquicos inconscientes revelaram fenômenos antes desconhecidos, inaugurando um novo campo de investigações que teve desdobramentos teóricos e clínicos. Vários de seus colaboradores estudaram a partir da teoria psicanalítica diferentes aspectos da relação entre soma e psiquismo. Entre eles podemos citar George Groddeck, Sandor Ferenczi e Wilhelm Reich.

Neste artigo procuraremos discutir e contextualizar as contribuições de Wilhelm Reich a esse campo de conhecimentos. Suas pesquisas clínicas e experimentais sobre a dinâmica biopsíquica das emoções, e os mecanismos motores e vegetativos que as acompanham, permitiram que ele descobrisse o fenômeno do *encouraçamento*, elucidando aspectos fundamentais da relação entre soma e psiquismo. Permitiram, também, que criasse uma nova abordagem terapêutica

---

\* Orgonoterapeuta, psicólogo, neurobiólogo, doutorado pela UFRJ, pós-doutorado pelo Instituto de Psiquiatria de Londres.

que atua de forma conjunta sobre as funções psicológicas e corporais do paciente, inaugurando assim uma nova concepção de tratamento e de pesquisa. Essa metodologia foi inicialmente denominada vegetoterapia caracteroanalítica e, posteriormente, orgonoterapia.

Suas pesquisas sobre a energia orgônica deram nova fundamentação às concepções energéticas mais antigas, e lhe permitiram correlacioná-la com os conceitos freudianos de libido e energia psíquica, demonstrando sua relação com a sexualidade. Suas pesquisas sobre a biopatia do câncer demonstraram como esta e outras patologias são engendradas num longo processo de desequilíbrio emocional e energético.

## Antecedentes históricos

Em 400 a.C., na Grécia, Hipócrates já buscava pesquisar as características de personalidade e hábitos de vida de seus pacientes, pois acreditava que as doenças estavam ligadas a fatores emocionais. Hipócrates, consagrado como o "pai da medicina", considerava as doenças como um "desequilíbrio nos humores corporais" decorrente do temperamento, do estilo de vida do paciente e das influências do meio. Foi ele que considerou o cérebro como o órgão do pensamento e escreveu que as doenças mentais tinham causas naturais, e não causas mágicas ou espirituais como se pensava na época. Seu interesse por temas psicológicos levaram-no a descrever e classificar quadros melancólicos, maníacos, paranóicos e também a concomitância de sintomas mentais e físicos, como delírios em tuberculosos e estados confusionais seguidos de hemorragias. Ele fez as primeiras descrições do fenômeno hoje denominado "alternância psicossomática" ao descrever que o surgimento de uma disenteria poderia aliviar os sintomas da loucura. Ou que os estados maníacos poderiam desaparecer sendo substituídos por doenças vasculares.

No Oriente, a medicina chinesa descobria que um tipo de energia vital flui em nosso corpo, acompanhando os processos fisiológicos e emocionais. As doenças envolveriam perturbações neste fluxo de energia. A palavra chinesa que designa esta energia é o "Ki" ou "Qui". A teoria dos cinco movimentos correlaciona os movimentos dessa energia com determinados conjuntos de órgãos e com determinadas emoções. Essa é a primeira descrição de que o funcionamento do organismo envolve um movimento interno de energia. Os chineses mapearam os caminhos da circulação de energia pelo corpo, os meridianos, e identificaram os pontos onde podem ocorrer perturbações na distribuição dessa energia. Reich descobriu a energia orgônica na década de 1930 por meio de numerosas pesquisas descritas em seu livro *Biopatia do câncer*. As propriedades da energia orgônica são similares às da energia Qui. Em nosso organismo, há um fluxo interno de energia orgônica que acompanha nossas funções emocionais e fisiológicas. O fenômeno do encouraçamento, que surge com o objetivo defensivo de conter emoções e impulsos sentidos como ameaçadores, tem como resultado uma contenção desse fluxo de energia. Isso faz surgir no organismo regiões com déficit de energia, bloqueios hipo-orgonóticos, ou regiões com estase energética, bloqueios hiperorgonóticos. Esses bloqueios predispõem ao desenvolvimento das doenças. Os mecanismos emocionais e energéticos funcionam, portanto, como o elo de ligação entre os processos psíquicos e os processos anatômico-fisiológicos. Hoje, com o apoio das novas descobertas no campo das neurociências, podemos ainda acrescentar que o sistema nervoso central funciona como regulador e integrador de nossas funções psicoemocionais, energéticas e anatômico-fisiológicas.

O termo psicossomática foi criado por Heinroth (1818) em seu ensaio sobre o que ele chamou de "a influência das paixões sexuais sobre a tuberculose, a epilepsia e o câncer". Inicialmente esse termo foi empregado para designar doenças orgânicas que seriam produzidas por uma causa psicológica. Atualmente, porém, o termo psicossomática é entendido como designação para mecanismos psicoemocionais e corporais simultâneos e interatuantes. Na visão de Reich, soma e psiquismo funcionam de forma dinâmica e integrada; e adoecem em conjunto, sem relação de causa e efeito.

## Psicanálise e psicossomática

O pensamento de Freud desde o começo buscava uma correlação entre os processos psíquicos e os processos anatômico-fisiológicos. Tendo iniciado seus estudos com Brucke no Instituto de Fisiologia, onde permaneceu até viajar a Paris onde foi estudar com Charcot, ainda em 1923 ele afirmava que "[...] *o ego deriva essencialmente das sensações corporais e a sua conexão com o aparelho muscular influenciará este aparelho ora criando, ora reduzindo tensão [...] quando as repressões cederem os sintomas nervosos emergirão.*"

A psicossomática tal como ela é entendida hoje surgiu da psicanálise. Em 1894-95 Freud descreveu a psicogênese dos sintomas somáticos histéricos, empregando o termo conversões para designá-los. Esses sintomas incluíam paralisias, dores localizadas, desmaios e distúrbios visuais. Porém, ele distinguiu as conversões de outras manifestações somáticas de "índole psicogênica". Essas outras costumam hoje ser denominadas somatizações ou doenças psicossomáticas. A tendência é utilizar o termo somatização para designar síndromes agudas e transitórias como diarréia, cefaléias, vômitos, faringites. E doenças psicossomáticas para designar quadros patológicos mais estáveis e bem definidos como úlcera, hipertensão, colite e bronquite asmática.

As conversões distinguem-se pelo fato de serem pouco estáveis e não envolverem lesões anatômicas detectáveis. Os sintomas de conversão apresentam uma relação simbólica muito direta com o conflito originário na história do indivíduo, como as dores na perna de Fraulein Elizabeth von R., que estavam ligadas a uma história de contato tátil ao mesmo tempo excitante e desconfortável com o pai, encerrando o conteúdo edípico. Consistem, portanto, na transposição para o corpo de um conflito psíquico, ou seja, a energia libidinal associada se converte em inervação somática.

As somatizações e doenças psicossomáticas envolvem alterações patológicas no funcionamento de determinados órgãos causadas por determinados padrões emocionais e comportamentais alterados. Sua relação simbólica com os conflitos originários da história do indivíduo é menos direta e específica. Freud afirma no texto "Transtornos psicogênicos da visão" que "[...] *quando certo órgão exagera o desempenho de seu papel erotogênico é de se esperar* [...] *alterações de sua resposta à estimulação e à inervação, o que se manifestará sob a forma de transtorno do órgão.*"

Segundo a concepção caracterológica de Reich a estrutura psicoemocional e corporal do indivíduo, envolvendo conflitos neuróticos e estase da libido, gera um padrão alterado de funcionamento orgânico, denominado encouraçamento, que forma a base para que, com o passar do tempo, se desenvolvam as doenças.

Outros psicanalistas contemporâneos fizeram contribuições a esse campo de conhecimento. George Groddeck e Sandor Ferenczi foram alguns dos mais importantes pioneiros.

Groddeck, membro do primeiro círculo psicanalítico de Freud, desde o começo se recusava a aceitar a separação entre doença física e doença psíquica, dizendo que "[...] *o id pode se expressar na pneumonia ou no câncer exatamente do mesmo modo como se expressa na neurose obsessiva ou na histeria*". Segundo ele a psicanálise cometeria um erro ao prescindir do exame físico do paciente, pois no caso da neurose não se deveria subestimar a importância da análise dos sintomas corporais. Groddeck encontra no exame corporal uma chave de acesso à fonte psíquica de tais fenômenos, pois os sintomas orgânicos se desenvolvem de maneira análoga aos sintomas neuróticos. Assim, ele considera que a atuação psicoterápica se aplica a qualquer tipo de enfermidade, e foi um dos pioneiros na utilização da massagem como recurso diagnóstico e terapêutico. Ele afirma que "[...] *o médico que utiliza a massagem adquire um instrumento de exame de primeira grandeza, que revela emoções inconscientes e particularidades do caráter que enriquecem os conhecimentos do médico a respeito do doente no tocante ao diagnóstico*".

Na década de 1920, quando Reich iniciava o desenvolvimento da análise do caráter que levou à descoberta da couraça muscular, Ferenczi desenvolvia o chamado método ativo que enfocava a postura e a consciência corporal. Porém, seus objetivos na utilização de intervenções corporais eram diferentes. Reich desenvolvia métodos específicos de intervenção corporal com o objetivo de dissolver a couraça e os bloqueios emocionais associados, restaurando o livre fluxo de energia no corpo. Ferenczi utilizava a interação corporal com o paciente visando criar um ambiente de sensibilização afetiva, ou uma experiência emocional corretiva, inaugurando o conceito de reparentalização, mais tarde desenvolvido por Winnicott. Ferenczi pesquisou essa abordagem por alguns poucos anos, e talvez tivesse chegado às mesmas descobertas de Reich se seu trabalho não tivesse sido interrompido por sua morte em 1934. No mesmo ano em que Reich desenvolvia sua teoria do orgasmo, Ferenczi publica seu livro *Thalassa* em que escreve: "*Eu concordo inteiramente com a opinião de Wilhelm Reich segundo a qual todos os casos de neurose vêm acompanhados de perturbações da genitalidade*".

A chamada teoria do orgasmo de Reich é uma extensão da teoria freudiana da sexualidade e uma busca de resposta para a questão "qual a fonte de energia para a neurose?", levantada por Freud. Produto de pesquisas clínicas e experimentais, ela pode ser resumida assim: todas as neuroses e também as patologias orgânicas vêm acompanhadas de uma disfunção sexual, que se caracteriza por uma impotência orgástica parcial ou total. Esta, por sua vez, gera uma estase da libido, que vem a ser sua fonte de energia.

Várias outras descobertas no campo da psicanálise somaram-se aos conhecimentos anteriores. Podemos destacar a chamada "escola das relações objetais", cujos principais representantes são R. Spitz, M. Klein e D. Winnicott, que estudaram em detalhes os processos biopsíquicos que ocorrem nos primeiros anos de vida, demonstrando a importância estruturante da relação materno-infantil e sua relação com diversos processos patológicos. Na década de 1940 Reich aprofundou esses estudos e desenvolveu métodos de intervenção corporal que permitem atuar sobre mecanismos instaurados em fases pré-verbais do desenvolvimento ontogenético, especificamente sobre mecanismos da fase oral.

## A "medicina psicossomática"

A expressão "medicina psicossomática" foi criada pela "escola de Chicago" cujos principais representantes são Franz Alexander, F. Dunbar, Theodore Wolfe e F. Deutsch. Franz Alexander, que foi aluno de Ferenczi, combinando dados de tratamento psicanalíticos com dados fornecidos por entrevistas com pacientes hospitalizados, estudou a psicodinâmica de algumas doenças como úlcera, hipertensão, colite, asma brônquica, enxaqueca e alergias, as quais passaram a ser amplamente reconhecidas como doenças psicossomáticas. Theodore Wolfe, professor da Universidade de Columbia, foi a Oslo estudar com Reich e traduziu para o inglês várias de suas obras. Reich mudou-se para os EUA a convite de Wolfe em 1939, ano em que foi fundada a Sociedade Americana de Medicina Psicossomática. F. Dunbar, casada com Wolfe, escreveu em 1947 um livro didático sobre medicina psicossomática, correlacionando cada doença com um perfil psicológico, e contribuindo para seu reconhecimento acadêmico.

Em 1948 Alexander publica também um livro, junto com T. French, descrevendo a especificidade de conflitos psíquicos associados a certas doenças. Porém a teoria de Alexander costuma ser considerada muito simplista, pois ele correlaciona todas as doenças a respostas vegetativas exageradas resultantes de tensão emocional crônica.

A partir da década de 1940 a medicina psicossomática oficial afastou-se de Reich, principalmente por causa das perseguições políticas que ele passou a sofrer nos EUA. Dessa forma a medicina psicossomática não assimilou as descobertas posteriores de Reich e não incorporou seus métodos terapêuticos, ficando desprovida de uma abordagem clínica própria. E o conhecimento reichiano evoluiu como uma especialidade terapêutica independente...

Atualmente a medicina psicossomática acadêmica confunde-se com a chamada psicologia médica, servindo de apoio às diferentes especialidades da medicina, procurando destacar a importância da relação médico-paciente e valorizar os fatores psicoemocionais envolvidos nas doenças. Nessa sua nova versão, embora de grande importância no sentido de humanizar a prática médica, tomou um rumo diferente do original, deixando de se ocupar da investigação da natureza dos fenômenos psicossomáticos, pelo menos como um objetivo prioritário. E a sua proposta de tratamento consiste na combinação de recursos médicos convencionais com as psicoterapias verbais, particularmente a psicanálise. Logo, além de conservar, na prática, a dicotomia corpo/mente, ela não apresenta nenhum novo recurso de tratamento, não podendo ser considerada uma especialidade terapêutica.

## Evolução das descobertas de Reich

Em seu trabalho como psicanalista, Reich passou a focalizar sua atenção não apenas no conteúdo, mas também na forma do discurso do paciente, visando identificar os mecanismos de defesa e as resistências ao trabalho terapêutico. Esse método vem a ser a essência da "análise do caráter" desenvolvida por ele. Reich analisava o modo como o paciente se expressava, seu tom de voz, sua postura, suas atitudes, seu gestual, suas expressões faciais e sua forma de olhar, e apontava esse conjunto de manifestações corporais para que o paciente fosse adquirindo consciência delas. Passou então a sugerir que o paciente modificasse ativamente sua postura, seu olhar, suas expressões corporais e seu ritmo respiratório. Porém, ao perceber a dificuldade que o paciente encontrava em atender a essas solicitações por conta própria, Reich passou a intervir ativamente sobre o corpo do paciente por meio de massagem e da proposição de movimentos e expressões. Desenvolveu diferentes métodos de intervenção corporal, incluindo a respiração profunda, movimentos oculares, sonorização, imitação facial e respiratória de emoções, movimentos expressivos dos membros etc.

Trabalhando diretamente sobre os espasmos musculares crônicos, Reich descobriu que a dissolução desses espasmos gerava ab-reações emocionais espontâneas, respostas vegetativas e o afloramento de memórias reprimidas. Concluiu então que esses espasmos musculares eram o mecanismo corporal pelo qual eram mantidos reprimidos os impulsos e emoções associados aos conflitos psíquicos inconscientes. Essas alterações crônicas do tônus muscular eram o componente somático dos mecanismos de defesa do ego. Estava assim descoberta a couraça muscular. E essa descoberta tem uma importância extraordinária: existem distúrbios somáticos crônicos subclínicos que são parte integrante da estrutura neurótica de caráter.

Fica assim demonstrada a relação entre os sentimentos e as funções corporais. Todo sentimento envolve um significado psíquico, e também um impulso a expressar-se pelo corpo. Por exemplo, a tristeza busca expressar-se pelo choro, que envolve alterações respiratórias, expressões sonoras e faciais e movimentos musculares. Se o significado psíquico desse sentimento precisa ser recalcado, o choro precisará ser reprimido por meio de contenções musculares e vegetativas que tendem a se tornar crônicas. O mesmo acontece com outros impulsos e emoções como raiva, medo e desejos sexuais. A couraça é um conjunto de mecanismos corporais alterados que mantêm reprimidos os impulsos e as emoções; e o significado psíquico deles permanece vinculado a essas alterações corporais.

Ao descobrir que a dissolução da couraça muscular gerava respostas ligadas ao sistema vegetativo, Reich descobriu que o encouraçamento também envolvia alterações no sistema nervoso autônomo. Um desequilíbrio crônico no tônus simpático e parassimpático que altera a musculatura lisa e as funções glandulares de diferentes vísceras. Esse conjunto de disfunções passou mais tarde a ser chamado de couraça visceral. Essas descobertas de Reich, publicadas em 1935, são praticamente simultâneas às descobertas de W. Cannon sobre o papel da medula supra-renal e do sistema nervoso simpático na mobilização de emergência do corpo para situações de luta e fuga. E são anteriores às descobertas de Hans Selye a respeito da "síndrome geral de adaptação ao estresse", publicadas em 1946.

Reich também descreveu que o encouraçamento poderia manifestar-se por distrofias e displasias em diferentes tecidos do corpo. Isto é, perturbações da proliferação, diferenciação e metabolismo celular além de alterações na dinâmica dos materiais intersticiais. A esse tipo de encouraçamento podemos denominar couraça tissular, termo sugerido por Gerda Boyesen. Embora também envolva perturbações em padrões de estimulação nervosa, esse tipo de couraça está mais diretamente relacionado com disfunções das secreções internas. Essas secreções compreendem todos os hormônios secretados pelas glândulas endócrinas do corpo, pelo sistema nervoso central (neurohormônios), por certos tecidos especializados e também pelas substâncias produzidas pelo sistema imunológico. Um exemplo de couraça tissular é a hipertrofia gordurosa dos tecidos conjuntivos subcutâneos na obesidade, que está ligada a disfunções hormonais, e são a expressão metabólica de conflitos afetivos ligados à função nutricional.

## O encouraçamento e as doenças

A descoberta do fenômeno do encouraçamento permite uma nova compreensão do mecanismo de produção de doenças orgânicas. A couraça é um conjunto de disfunções corporais pré-sintomáticas que forma a base para que, com o passar com tempo, se desenvolvam as doenças. Assim a doença orgânica não é uma alteração de um órgão que surge subitamente num organismo previamente sadio. O organismo já tinha sua função alterada em nível subclínico. A doença surge quando os impulsos e emoções reprimidos são reativados, exigindo a intensificação da couraça, que resulta na lesão do órgão e na manifestação de sintomas.

Por exemplo, uma tensão muscular crônica na musculatura paravertebral do pescoço, geralmente associada à repressão sexual ou à ansiedade de queda, não chega a ser uma doença. Porém, com o passar do tempo pode produzir alterações nos discos vertebrais gerando uma artrose cervical. Uma atitude inspiratória crônica, produzindo distensão permanente do parênquima pulmonar pode, ao longo dos anos, gerar patologias pulmonares. Um estado crônico de simpaticotonia, aumentando o tônus da musculatura lisa vascular, pode, com o tempo, produzir um desequilíbrio no sistema de regulação da pressão arterial, levando a um quadro de hipertensão essencial. Uma tensão crônica no diafragma e nos músculos anexos, associada a disfunções nos plexos autonômicos regionais, que está normalmente ligada à culpa e à raiva bloqueada, pode afetar o funcionamento das vísceras subdiafragmáticas, produzindo doenças de vesícula, pâncreas e estômago.

Um outro mecanismo de produção de doenças, também associado à couraça, é o "deslocamento de impulsos". Os impulsos gerados por excitações no sistema nervoso central buscam expressão por meio de órgãos específicos. Por exemplo, os impulsos sexuais buscam expressão pelos órgãos genitais. Se o órgão-alvo do impulso está bloqueado pela couraça, impedindo sua expressão, a excitação nervosa irá então buscar um canal alternativo, descarregando-se sobre um outro órgão. Este órgão, porém, não estando fisiologicamente habilitado à expressão desta emoção, responderá à excitação sofrendo alterações funcionais e anatômicas.

Um exemplo disso são as úlceras e gastrites, interpretadas classicamente em psicossomática como uma mordida que o estômago dá em si mesmo. Ou seja, os impulsos de raiva oral, cuja expressão está impossibilitada pelo encouraçamento oral, podem descarregar-se sobre o estômago, produzindo uma gastrite, ou sobre o intestino, produzindo uma colite. Os impulsos sexuais podem descarregar-se sobre o miométrio, produzindo um mioma, sobre a próstata, produzindo um adenoma, sobre o joelho, produzindo artropatia, sobre a região lombar, produzindo uma hérnia de disco, ou podem ser retidos na região da cabeça, produzindo cefaléias, labirintites, rinites, síndrome de Menière e certas doenças oculares. Os impulsos de afirmação de identidade e assertividade buscam a expressão sonora e verbal, a gesticulação e o aumento do tônus de certos músculos torácicos. Se esses canais estiverem bloqueados pela couraça, a excitação pode descarregar-se sobre a glândula mamária, produzindo displasias ou neoplasias, sobre a garganta, produzindo doenças das cordas vocais, faringe e laringe ou sobre as articulações do ombro, antebraço e dorso, produzindo artropatias. As técnicas de trabalho corporal empregadas em orgonoterapia buscam ajudar o paciente a recuperar a capacidade de expressão genuína dos impulsos pelos canais adequados.

O sistema nervoso é o centro integrador de todas as funções psicológicas do indivíduo (percepção, afetividade, comportamentos instintivos, expressões emocionais), incluindo as funções psíquicas "superiores" (cognição, conceituação, linguagem). Todas as funções corporais são também comandadas pelo sistema nervoso, que desta forma atua como um elo de ligação entre o resto do corpo e o psiquismo.

O sistema nervoso central integra as informações recebidas dos órgãos sensoriais e elabora mensagens (comandos) que vão ser transmitidas pelos nervos motores aos órgãos efetores que, são músculos estriados, lisos e glândulas. O encouraçamento manifesta-se no nível dos órgãos efetores e dos tecidos influenciados por eles e é uma conseqüência direta de mensagens "distorcidas" (pelos mecanismos de defesa) que são enviadas a eles como decorrência de perturbações no processo integrativo do sistema nervoso central. O encouraçamento também pode manifestar-se nos órgãos receptores sensoriais, resultando em bloqueios ou distorções sensoperceptivas.

A couraça muscular ligada à contenção ou inibição de impulsos envolve tensão ou flacidez crônicas da musculatura esquelética resultantes de alterações nos comandos efetores do sistema extrapiramidal, envolvendo provavelmente alterações na atividade dos neurônios eferentes gama que regulam o tônus muscular. A intensificação progressiva da couraça muscular pode resultar em doenças respiratórias e alterações na caixa torácica, distúrbios posturais e doenças articulares.

A couraça visceral envolve alterações no funcionamento do sistema nervoso autônomo, causando alterações na musculatura lisa e cardíaca e nas funções secretoras de diferentes vísceras. Está envolvida na produção de doenças cardíacas e circulatórias, diversas doenças do aparelho digestivo, doenças brônquicas, disfunções sexuais e certas doenças oculares.

A couraça tissular envolve alterações na proliferação e diferenciação celular e alterações no metabolismo dos tecidos, resultantes de disfunções endócrinas. Está envolvida na produção de doenças hormonais e suas conseqüências, doenças alérgicas e imunológicas, tumores, quistos, certas dermatoses, alterações hematológicas e doenças degenerativas.

# Psicossomática reichiana depois de Reich: Descobertas mais recentes e novas perspectivas clínicas

Após a morte de Reich em 1957 nos EUA, seus discípulos constituíram dois grupos distintos. Um deles, liderado por Chester Raphael, associou-se à WR Trust Fund, passando a ministrar cursos de formação em orgonomia e dedicando-se particularmente à prevenção e tratamento do câncer. O outro grupo, talvez mais importante, liderado por Elsworth Baker, fundou o American College of Orgonomy e passou a publicar uma revista chamada *Journal of Orgonomy*. Nesta foi publicado grande número de artigos sobre a concepção psicossomática de Reich. Os mais importantes autores foram: Robert Dew, que escreveu uma série de artigos sob o título de "Diáteses biopáticas" em que descreve o entendimento orgonômico de várias patologias; Barbara Koopman, que descreveu vários casos clínicos e novos métodos terapêuticos; e Charles Konia, que escreveu sobre a aplicação do pensamento funcional na prática médica, dentre outros.

O mais importante discípulo de Reich na Europa foi Ola Raknes, consagrado como decano da orgonomia, que formou diversos orgonoterapeutas em vários países. Entre seus discípulos, os que mais se dedicaram ao estudo de temas ligados à psicossomática foram Asbjorn Faleide na Noruega, Peter Jones na Inglaterra e Federico Navarro na Itália. Faleide, professor da Universidade de Oslo, que se associou a Gronseth, escreveu extensamente sobre a relação entre a couraça muscular e a doença psicossomática. P. Jones, junto com W. West e P. Ritter, deu continuidade à abordagem reichiana na Inglaterra, formando diversos orgonoterapeutas. Federico Navarro escreveu um livro sobre a somatopsicodinâmica dos sete segmentos no qual discute a gênese de diferentes patologias, e desenvolveu um trabalho de sistematização dos métodos reichianos de abordagem corporal.

Nos últimos anos a abordagem reichiana tem sido aperfeiçoada pela incorporação de novos recursos clínicos criados a partir dela própria, ou adaptados de outras especialidades terapêuticas. As recentes descobertas no campo das neurociências, particularmente aquelas que utilizam as novas técnicas de neuroimagem funcional, têm sido de grande valor para o entendimento de certos fenômenos emocionais e certos processos clínicos. Entre as descobertas das neurociências que fundamentam certos aspectos da teoria reichiana podemos citar:

a) a descoberta das endorfinas e de seus efeitos sobre as funções imunológicas, que explicam a influência de experiências de prazer e desprazer sobre várias funções do organismo;
b) a descoberta dos mecanismos de regulação dos comportamentos e expressões emocionais pelo sistema límbico, e do papel do hipocampo e da amígdala nas funções cognitivas, no aprendizado e na memória de reações rápidas a estímulos emocionais;
c) as descobertas de Serge Stoleru, que indicam que o desejo sexual é deflagrado pela excitação sucessiva de determinadas áreas cerebrais, sendo a primeira delas uma área de associação visual localizada no córtex temporal inferior;
d) as descobertas de Le Doux e Van der Kolk, que indicam que a ativação da amígdala e a liberação de noradrenalina durante o estresse emocional inibem o hipocampo e os neurônios GTF, prejudicando a interpretação cognitiva do evento, ficando as memórias guardadas sob a forma de sensações, imagens visuais e padrões motores;
e) a hipótese do "marcador somático" de Damásio, que sugere que as sensações corporais associadas ao registro de determinados estímulos podem ser o principal determinante da resposta automática a ele.

Entre os novos métodos terapêuticos desenvolvidos em orgonoterapia, podemos destacar o método de estimulação ocular com a luz em movimento criado por Barbara Koopman, pela sua correlação com os fenômenos psicossomáticos. Este consiste em propor ao paciente que acompanhe com os olhos a luz de uma pequena lanterna que o terapeuta movimenta em trajetórias e ritmos específicos, permitindo que a luz incida sobre os olhos em diferentes pontos do campo visual. A técnica original sugere o emprego da luz branca. Porém, desenvolvemos pesquisas clínicas com luzes de cor azul, verde e vermelha que excitam especificamente os três tipos de células retinianas especializadas na detecção de cores. A estimulação de cada uma delas gera impulsos nervosos que são conduzidos a diferentes regiões do cérebro. Os resultados clínicos obtidos indicam que cada cor é seletivamente mais eficaz no tratamento de diferentes disfunções psicoemocionais e somáticas. Os efeitos terapêuticos desta técnica explicam-se por diversos fatores associados:

- estimula a manutenção da visão binocular em diferentes pontos do campo visual, favorecendo a conexão funcional entre diferentes áreas dos dois hemisférios cerebrais e o reprocessamento de afetos e suas representações psíquicas;
- permite restaurar a coordenação dos movimentos conjugados dos dois olhos, favorecendo a orientação espaço-temporal e as funções psíquicas associadas;
- favorece a regulação das secreções hormonais do eixo hipotálamo-hipófise e da glândula pineal, contribuindo para a regularização das funções psicossomáticas associadas; e
- ativa os neurônios GTF, reproduzindo uma atividade elétrica cerebral similar aos períodos de sono REM, que hoje sabemos ter fundamental importância no processamento de informações ligadas a nosso equilíbrio psicoemocional.

O trabalho com a luz favorece a evocação de memórias de eventos com importante significado emocional, e o acesso a conteúdos do inconsciente. Isso é particularmente freqüente quando sugerimos ao paciente que durante o trabalho com a luz procure relatar as memórias, imagens e expressões relacionadas a esses episódios. Sua utilidade na elaboração e reprocessamento de eventos traumáticos parece ocorrer por mecanismos similares aos descritos por Shapiro, com o método EMDR. O estímulo à conexão funcional entre os dois hemisférios cerebrais e a ativação dos neurônios GTF, reproduzindo atividade elétrica cerebral similar ao sono REM, são duas importantes similaridades entre esta técnica e o método EMDR.

## Conclusão

A importância e a originalidade das descobertas de Reich podem ser resumidas da seguinte forma:

1. Enquanto a maioria das pesquisas em psicossomática concentrava-se no estudo da psicodinâmica de doenças orgânicas

já manifestas, Reich demonstrou que as perturbações psicossomáticas são muito anteriores à manifestação dos sintomas das doenças. A descoberta do fenômeno do encouraçamento demonstra que existem disfunções corporais que são parte integrante e base de sustentação da neurose. Logo, a visão de Reich não se restringe a explicar o envolvimento psíquico nas doenças orgânicas, mas também o envolvimento de disfunções corporais no caráter neurótico e nas psicopatologias.

2. O sofrimento afetivo crônico, a repressão dos impulsos naturais e os eventos traumáticos da vida da pessoa resultam em alterações no processamento de informações e nos comandos efetores do sistema nervoso central. Isto produzirá simultaneamente perturbações anatômico-fisiológicas (couraça), bloqueios emocionais e bioenergéticos, conflitos psíquicos e padrões alterados de comportamento, que, em conjunto, compõem o caráter neurótico. A reativação dos impulsos reprimidos, associada ao conceito freudiano de "retorno do recalcado", produzirá doenças com sintomas psíquicos ou doenças com sintomas somáticos, que podem ser concomitantes ou alternar-se.

3. Reich descreveu em detalhes funcionais e topográficos os mecanismos motores e vegetativos relacionados com disfunções emocionais e conteúdos psíquicos específicos. Ele decodificou e mapeou o componente psicoemocional envolvido com o encouraçamento de cada região do corpo. Ele descreve a "disposição segmentar da couraça" em seu texto "A linguagem expressiva da vida", em que ele diz: "[...] *ao examinar vários casos típicos de várias doenças à procura da lei que governa esses bloqueios descobri que a couraça muscular está ordenada em segmentos que funcionam circularmente no corpo, à frente, dos lados e atrás, como um anel*". Assim ele descreveu que a couraça se dispõe no corpo em sete segmentos que são: ocular, oral, cervical, torácico, diafragmático, abdominal, pélvico. Cada segmento é um conjunto de estruturas orgânicas cujo funcionamento integrado está relacionado com determinados processos psicoafetivos e determinados mecanismos de defesa. O encouraçamento causa disfunções musculares, viscerais e tissulares que tendem a afetar em

conjunto todas as estruturas do segmento, embora possa afetar mais algumas estruturas do que outras. O trabalho terapêutico de desencouraçamento segmentar costuma iniciar-se pelos segmentos superiores progredindo em direção aos inferiores.
4. Reich desenvolveu métodos clínicos de intervenção conjunta sobre as funções psicológicas e corporais do paciente, criando a primeira abordagem terapêutica psicocorporal. A orgonoterapia utiliza intervenções verbais, corporais e vivenciais, com ênfase no manejo clínico da transferência. A interpretação psicodinâmica, que orienta todas as intervenções terapêuticas, baseia-se na análise do caráter desenvolvida por Reich a partir da psicanálise. As intervenções corporais têm por objetivo a dissolução da couraça (desencouraçamento) acompanhada da liberação de impulsos e emoções reprimidas, favorecendo a restauração da funcionalidade corporal sadia associada à restauração da pulsação e dos fluxos de energia orgônica no organismo. Essas intervenções incluem técnicas de estimulação sensoperceptiva ou de ações corporais voluntárias (*actings*) que reproduzem funções importantes no desenvolvimento ontogenético, nos processos de percepção e nos processos de expressão afetivas. Os trabalhos corporais também produzem efeitos no nível intra-psíquico, favorecendo a elaboração, ou perlaboração (*working through*), de conteúdos psíquicos inconscientes, o que contribui para uma reestruturação psíquica e caracterológica do paciente.

## Referências bibliográficas

ALEXANDER, F. & FRENCH, T. M. *Studies in Psychosomatic Medicine*. Nova York, Ronald Press, 1948.

BAKER, E. F. *O labirinto humano*. São Paulo, Summus, 1980.

BOADELLA, D. "Psicoterapia somática: suas raízes e tradições". In: *Energia e caráter*, nº 1, São Paulo, Summus, 1997.

_____. *Nos caminhos de Reich*. São Paulo, Summus, 1973.

BOYESEN, G. *Entre psique e soma*. São Paulo, Summus, 1986.

DAMÁSIO, A R. *O erro de Descartes*. Emoção, razão e o cérebro humano. São Paulo, Companhia das Letras, 1996.

DAVSON, H. & EGGLEETON, M. *Principles of human physiology*. Londres, Churchill, 1968.

DOWNING, J. "Clinical EEG and neurophysiological case studies in ocular light therapy". In: *Light years ahead,* p. 133. Berkeley, Breiling, 1996.

DUNBAR, H. F. *Mind and Body: Psychosomatic Medicine*. Nova York, Randon House, 1947.

FREUD, S. *Edição Standard das obras psicológicas completas de Sigmund Freud*. Rio de Janeiro, Imago, 1980.

GRODDECK, G. *O livro d'isso*. São Paulo, Perspectiva, 1984.

_____. *Estudos psicanalíticos sobre psicossomática*. São Paulo, Perspectiva, 1992.

GUIR, J. *Psicossomática na clínica lacaniana*. Rio de Janeiro, Jorge Zahar, 1988.

HERZ, A. *Developments in Opiate Research*. Nova York, Marcel Dekker, 1978.

KONIA, C. "Orgonoterapia: A Relação Psicossomática". In: *Journal of Orgonomy,* n° 19:2, Nova York, Orgonomic Publ.

LE DOUX, J. *O cérebro emocional*. Rio de Janeiro, Objetiva, 1998.

MELLO FILHO, J. *Concepção psicossomática:* visão atual. Rio de Janeiro, Tempo Brasileiro, 1988.

NAVARRO, F. *Terapia reichiana I, II*. São Paulo, Summus, 1987.

_____. "A sistemática, a semiologia e a semântica da vegetoterapia caracteroanalítica". In: *Energia, caráter e sociedade,* n° 1, p. 24. Rio de Janeiro, Relumé Dumará, 1990.

PAIVA, L. M. *Medicina psicossomática*. São Paulo, Artes Médicas, 1966.

RAKNES, O. *Wilhelm Reich e a orgonomia*. São Paulo, Summus, 1988.

REICH, L. "Sleep disturbance in schizophrenia". In: *Archives of general psychiatry,* n° 32 p. 51. Nova York, 1975.

REICH, W. *Character analysis*. Nova York, Farrar, Strauss & Giroux, 1972.

_____. *The cancer biopathy*. Nova York, Farrar, Strauss & Giroux, 1973.

_____. *Ether, God and Devil*. Nova York, Farrar, Strauss & Giroux, 1973.

———— *A função do orgasmo*. São Paulo, Brasiliense, 1981.

SEGAL, H. *Introdução à obra de Melanie Klein*. Rio de Janeiro, Imago, 1975.

SELYE, H. *The stress of life*. Nova York, McGraw-Hill, 1956.

SHAPIRO, F. & FORREST, M. S. *E.M.D.R. Eye movement desensitization and reprocessing*. Nova York, Basic Books, 1997.

SPITZ, R. *O primeiro ano de vida*. Rio de Janeiro, Martins Fontes, 1989.

TROTTA, E. E. "Bases neurofisiológicas dos procedimentos clínicos de estimulação ocular com luzes coloridas". In: *Revista da sociedade Wilhelm Reich* – RS, n° 2, pp. 37-49, Porto Alegre, Presser, 1998.

_____. "A fase oral na abordagem reichiana". In: *Revista da sociedade Wilhelm Reich* – RS, n° 1, p. 25. Porto Alegre, Presser, 1997.

_____. *Psicossomática Reichiana e Metodologia da Orgonoterapia*. Rio de Janeiro, Edição do autor, Impressão Avenida Central, 1996.

_____. "Episodic excitation and changes in aggressive behavior induced by REM sleep deprivation". In: *Neuropharmacology*, n° 23, p. 1053. Londres, 1984.

_____. & MARER, E. "The orgonotic treatment of transplanted tumors and associated immunologycal functions". In: *The Journal of Orgonomy*, n° 24, p. 39, Nova York, Orgonomic Publ., 1990.

VAN DER KOLK, B. "The body keeps the score: memory and the evolving psychobiology of post-traumatic stress". In: *Harvard Review of Psychiatry* 1, 253, 1994.

WEISS E. e ENGLISH, O. *Psychosomatic Medicine*. Philadelphia, Saunders, 1957.

WYNGAARDEN, J. *et al. Cecil Tratado de medicina interna*. Rio de Janeiro, Guanabara Koogan, 1993.

# Indivíduo e sociedade: um eterno conflito?[1]

Maria Zeneide Monteiro*

## Indivíduo e sociedade: eterno conflito ou falsa questão?

Continuaremos aprisionados nas conhecidas dualidades – natureza *versus* cultura, teoria *versus* prática, mente *versus* corpo, sujeito *versus* objeto, subjetivo *versus* objetivo, indivíduo *versus* sociedade – se não as desnaturalizarmos, analisando seus efeitos, à medida que são produções historicamente datadas.

Não se trata de negar o que foi produzido por aqueles que nos ajudaram na construção de nosso pensamento e de nossas práticas, como Wilhelm Reich, Sigmund Freud, Karl Marx e tantos outros, mas sim de reconhecê-los a partir dos efeitos e das intensidades provocados por suas obras em tantas lutas e metamorfoses desenvolvidas no campo social e em suas conexões micro e macropolíticas. Hoje, apesar do arrefecimento de muitas das utopias almejadas, vemos que as marcas positivas deixadas por eles se atualizaram em novas possibilidades potencializadoras de novas práticas e de outros modos de existência.

Não nos propomos ao resgate irrestrito dessas produções, mas podemos ter nelas dispositivos eficazes, entre outros, de contribuição

---

1. Conferência realizada no Centenário de Wilhem Reich — 1977.

* Psicóloga, psicoterapeuta reichiana, analista bioenergética e CBT pela Sociedade de Análise Bioenergética Brasileira — Sosab. É professora e coordenadora do Curso de Formação Reichiana do Instituto Sedes Sapientiae.

no engendramento de novos paradigmas, numa perspectiva ética, estética e política.

A idéia é que possamos articular alguns conceitos que digam respeito às questões da produção de subjetividades. Conceitos que, como ferramentas, possam desconstruir verdades, desnaturalizar práticas e saberes instituídos e possibilitem outros modos de pensar/agir, outros modos de subjetivação, novos modos de existir.

Cada definição faz um recorte nas práticas e este, por sua vez, produz efeitos diferentes. Quando utilizamos os conceitos como ferramentas, mudamos a perspectiva ética, e é justamente na perspectiva de desnaturalização e desconstrução de verdades cristalizadas que buscamos abrir caminhos para que o fluxo e a expansão da vida ganhem força.

Desnaturalizar é tentar ver como se produziram, historicamente, determinados efeitos-verdade nos discursos e nas práticas, efeitos que não são, em si, nem verdadeiros nem falsos. Individualização e totalização, por exemplo, são efeitos de um mesmo modo de subjetivação, aquele desenvolvido a partir da instalação do Estado representativo moderno, e que vem sendo aperfeiçoado até nossos dias. Nesse jogo incessante de individualização/totalização, o que se produz é a oposição sistemática, mas complementar, entre indivíduo e comunidade. Tudo o que se constrói no estudo das ciências humanas em torno do indivíduo como objeto privilegiado só produz a cisão entre este e o campo social. As dualidades só cabem se acreditarmos em valores universais. A desnaturalização dos objetos e das práticas aponta para o fim da crença de que é possível "existir" algo desligado de suas relações com o mundo. Toda tentativa de naturalização implica a dualização. O ideal de conhecimento "cientificista" da psicologia sempre foi uma tentativa de depuração, criando pólos dicotômicos dialetizados. Foucault chama de ortopedia da moral a essa tentativa de apaziguamento das tensões intrínsecas ao objeto: tenta-se purificar o objeto em sua condição híbrida, dicotomizando-o. Foucault constrói a dimensão das práticas, rompendo com a dicotomia que é imposta ao campo das misturas, da hibridação. Quando se tenta purificar, o que escapa, ou não é apaziguável, é tido como insucesso ou incompletude, quando não, erro, patologia etc. Muitas alternativas do campo "psi" buscam realizar esse ideal de conhecimento, não entendendo o hibridismo como constitucional do objeto.

Subjetividade, aqui, não equivale à noção de indivíduo ou individualidade, mas a um certo modo de funcionamento (não estrutural), a uma certa forma. É preciso pensar modos de subjetivação no sentido intensivo-processual. Os processos de constituição das subjetividades tanto constroem certos objetos de interesse quanto conformam modos de existir. Em cada momento da História, prevalecem certos modos de subjetividade. O modo dominante é o que faz prevalecerem certas relações de poder-saber que produzem objetos-sujeitos, necessidades e desejos. O modo de subjetivação pregnante no capitalismo é o modo indivíduo. Indivíduo como efeito-capitalismo e não como efeito do capitalismo. Indivíduo forjado nas várias linhas de constituição do capitalismo. O capital produz um outro homem, um outro corpo. Assim, os saberes sobre indivíduo e sociedade derivam de um mesmo modo de produção de subjetividade totalizante e identitária.

O indivíduo, sujeito da modernidade, foi, e continua sendo, produzido historicamente. É na passagem do século XVII para o século XVIII que a individualização se torna o modo dominante de constituição dos objetos sujeitos. É a forma/fôrma, como diz Regina Benevides.

Na constituição e na concretização do modo-indivíduo, podemos identificar algumas linhas de força determinantes, tais como:

- a passagem do feudalismo para o capitalismo;
- o liberalismo econômico;
- o iluminismo como propagador da razão-liberdade-individual;
- o romantismo, enaltecimento das expressões dos sentimentos;
- o Estado administrativo;
- a produção de novas instituições: a escola e a família como lugares privilegiados da produção de um corpo útil, dócil e produtivo;
- a polícia médica agindo na escola e na família – no corpo;
- a separação das esferas pública e privada; e
- o modo fabril como coadjuvante do modo indivíduo.

Reich falava de um corpo que é sempre político, que tem presentes em seu pensamento as dualidades mente e corpo e indivíduo e sociedade como problemáticas a serem enfrentadas. Criou o conceito de unidade funcional (mente/corpo) a partir da dialética, acreditando assim ter superado essa questão. Não acreditava num homem livre das repressões numa sociedade repressiva e falava da revolução sexual conectada à revolução social. Acreditava na possibilidade da liberação da energia vital (sexual) tanto no homem quanto nas instituições; uma energia sexual, vital, que também é social e, liberada, faria a revolução social, apontando para a auto-regulação do homem e da sociedade. Chamava esse processo de auto-regulação e democracia do trabalho. Temos aqui uma série de questões a serem problematizadas por nós, "reichianos" e corporalistas.

Reich tem o mérito de apresentar para a psicanálise o problema político em toda a sua amplitude. Buscou, realmente, deslocar o impacto social da prática psicanalítica para fazer da relação analítica um instrumento a serviço das classes, ao mesmo tempo afetivamente mais frustradas e politicamente mais exploradas. Subverteu a concepção tradicional de separação do político e do não-político. Reich deslocava as lutas políticas do enfrentamento direto com o poder de Estado para o enfrentamento com as instituições de transmissão do poder, aparentemente apolíticas, como a família, o sistema educacional, o aparelho médico, judiciário etc. Porém, é importante salientar que Reich não conciliava a psicanálise com a ação política: ele transformou profundamente a psicanálise com sua vontade de adaptá-la à ação política (Castel). Encontramos essa transformação na rejeição do instinto de morte, na nova interpretação da pulsão, na nova teorização da relação *princípio de prazer – princípio de realidade*, na eliminação da concepção freudiana do conflito intrapsíquico etc. Reich denunciou o caráter idealista da teoria psicanalítica da cultura e retificou certos elementos fundamentais da metapsicologia freudiana. Mas, sob o ângulo político, acabou ficando aprisionado na contradição objetividade-subjetividade, mesmo tendo explodido o conceito político, enriquecendo-o com elementos de subjetividade, pois, em seu pensamento, clivava-os novamente, separando a objetividade de uma situação da subjetividade dos atores (greve: causas, análise em termos de classes, atitude dos grevistas, análise em termos de motivações).

Reich acreditava sair dessa problemática superando-a (dialeticamente) ao criar a ciência da economia sexual, fundamento de uma prática social liberada. Acredito que seja necessário problematizar essas questões, seus efeitos e suas produções na contemporaneidade.

O capitalismo não teve o rumo que se acreditava naquela época. Surgiram novos paradigmas que romperam modos de pensar e de construir mundos e em que a sociedade não precisa mais de mecanismos repressivos para o controle social. Paradigmas em que a subjetividade e sua produção foram apropriadas pelo capitalismo mundial integrado e usadas brilhantemente; em que mecanismos sutis de controle mantêm formas hegemônicas de subjetividades, em que nem a sociedade disciplinar, como Foucault a concebia, já não é mais necessária.

A sociedade hoje vive o fim do trabalho. A tecnologia, cada vez mais sofisticada, constrói outros mundos e nos apresenta outras problemáticas. O poder da mídia é "globalizado", produzindo incessantemente modos de viver, de estar no mundo, territórios existenciais e subjetividades numa velocidade vertiginosa. Vivemos a sociedade de controle, como diz Deleuze. Acredito, como já afirmei, que as questões são outras, que novas problematizações precisam ser propostas; que novos modos de subjetivação precisam ser criados, inventados, escapando das formas hegemônicas e da sobrecodificação do modo capitalístico de produção de subjetividades.

O problema, portanto, não é o de construir pontes entre campos já constituídos e separados uns dos outros, mas o de criar novas máquinas teóricas e práticas capazes de varrer as estratificações anteriores e de estabelecer as condições para um novo exercício do desejo.

Como se vê, este tema suscita inquietações que resolvi compartilhar, buscando fazer nele um recorte e problematizando-o: indivíduo e sociedade, eterno conflito ou falsa questão? Espero que tenhamos conseguido caminhar um pouco nessas questões. Criar problemas é pôr-se a pensar.

## Referências bibliográficas

BARROS, R. D. B. DE. *Grupo:* a afirmação de um simulacro. Tese de doutorado. Psicologia clínica. PUC-SP, 1994.

CASTEL, R. *O psicanalismo.* Rio de Janeiro, Graal, 1978.

COIMBRA, C. *Guardiães da ordem.* Rio de Janeiro, Oficina do Autor, 1995.

DADOUN, R. *Cem flores para Wilhelm Reich.* São Paulo, Moraes, 1991.

DELEUZE, G. e GUATTARI, F. *O anti-Édipo – capitalismo e esquizofrenia.* São Paulo, Assírio & Alvim, s/d.

FOCAULT, M. *Microfísica do poder.* Rio de Janeiro, Graal, 1979.

GUATTARI, F. & ROLNIK, S. *Micropolítica* – cartografias do desejo. Petrópolis, Vozes, 1986.

GUATTARI, F. *Caosmose:* um novo paradigma estético. Rio de Janeiro, Editora 34, 1992.

_____. *As três ecologias.* Campinas, Papirus, 1993.

LAPASSADE, G. *La Bio-energía – Ensayo sobre la obra de W. Reich.* Barcelona, Granica Editor, 1978.

REICH, W. *A função do orgasmo.* São Paulo, Brasiliense, 1975.

_____. *Psicologia de massas do fascismo.* São Paulo, Martins Fontes, 1978.

_____. *Análise do caráter.* São Paulo, Martins Fontes, 1995.

# Aspectos econômicos da transferência

Claudio Mello Wagner*

Quando falamos em transferência, imediatamente pensamos em sua dinâmica. Afinal, é na dinâmica da relação psicoterapêutica que percebemos a presença de um certo modo de relação proposto pelo sujeito em análise. E este modo proposto não condiz, em larga medida, com a situação presente, mas está predeterminado por relações outras.

Em essência, a dinâmica de tranferência é um processo de atualização de antigas relações, cujos desfechos não foram suficientemente satisfatórios. E é por esse motivo que Freud, ao perceber o fenômeno transferencial, chamou-o de transferência de conflito. Em linguagem reichiana, a transferência é a própria atuação caracterial (como forma típica de agir) nas relações.

Voltemos um pouco a Freud, pois é sua a descoberta e conceituação da transferência em psicologia.

A história do desenvolvimento do conceito de transferência em psicanálise é muito conhecida e quase se confunde com a própria história da psicanálise. Nessa história vemos como Freud foi mudando de opinião e aumentando sua atenção em relação ao fenômeno de transferência.

Nos *Estudos sobre a histeria* (1895) já existe uma referência à transferência. Ali Freud fala da transferência como deslocamento do

---

* Psicólogo, mestre e doutorando em psicologia clínica na PUC-SP, psicoterapeuta reichiano, professor de psicologia reichiana do Instituto Sedes Sapientiae-SP e autor de *Freud e Reich*: continuidade ou ruptura? (Summus) e *Futebol e orgasmo* (Summus).

afeto de uma representação para outra, e a designa falsa conexão. Muito embora possamos perceber que Freud tivesse compreendido imediatamente a dinâmica da transferência pela falsa conexão (estabelecida pelo paciente) entre representação e afeto (o que já não é pouco!), vemos, por outro lado, que a importância do fenômeno transferencial só pôde ser reconhecida anos mais tarde.

Até o *Caso Dora* (1901), as manifestações transferenciais são, para Freud, um estorvo no tratamento psicanalítico. Além disso, Freud as considera manifestações isoladas da essência do tratamento e ausentes em uma série de casos. É só na revisão que faz deste caso (1905) que ele reconhece o quanto foi determinante para o fracasso do tratamento a não observância (e a concomitante não elaboração) da transferência.

Com a entrada do complexo de Édipo na teoria psicanalítica, a transferência passa a figurar como destaque na cena analítica. São agora as figuras, ou imagos, da situação edípica do paciente que irão receber especial atenção, à medida que são transferidas para o analista.

Mais uma passagem, neste condensado percurso, merece menção. Mesmo integrada ao processo de análise como um todo (e não mais vista apenas como um sintoma entre outros), a transferência é ainda um obstáculo, uma resistência, à analise. Seja em sua forma positiva, seja em sua forma negativa, a transferência é um empecilho à descoberta do inconsciente. Em 1923 Freud reconhece que é a análise da transferência o ponto central do processo de cura.

De lá para cá o fenômeno transferencial ganhou o *status* de elemento de análise por excelência. Sua importância pode ser atestada em qualquer escrito sério a respeito da clínica psicanalítica. Em vários autores encontramos uma quase sinonimidade entre *análise* e *análise de transferência*. Não seria exagero dizer que *em psicanálise nada se cria nada se perde, tudo se transfere*!

Uma das figuras de proa da história do desenvolvimento da análise de transferência é Wilhelm Reich. Desde que aportou seu barco no pier da psicanálise (1920), Reich passou a dedicar especial atenção ao fenômeno da transferência. Idealizador e diretor dos seminários de técnica em Viena (1924-30), sintetizou seus conhecimentos sobre a matéria no clássico e atual *Análise do caráter*.

Além do ponto de vista histórico, a transferência também tem sido amplamente tratada (debatida, supervisionada, redigida...) em seus aspectos dinâmicos. Nada mais justo, dada a sua importância.

Entretanto, pouco se fala de sua dimensão econômico-libidinal. Essa dimensão, embora fundamental, tem sido neglicenciada pelos pensadores da psicologia profunda, exceção feita a Reich e sua economia sexual.

Proponho a seguir focarmos nossa atenção na articulação entre a dinâmica e a economia do psiquismo e na sua relação com a transferência.

Comecemos lembrando o já sabido: as dimensões tópica, dinâmica e econômica do psíquico só em teoria podem ser desarticuladas pois, em teoria, representam diferentes aspectos ou qualidades do acontecimento psíquico.

Dessas dimensões, a tópica é a mais abstrata. Ela é pura representação da sedimentação dos processos dinâmico-econômicos. Qualquer figura (um corte geológico da terra, uma árvore, uma mandala, uma casa, um corpo humano...) pode representar o aparelho psíquico em suas estruturas, divisões e subdivisões.

A dimensão dinâmica é, em contrapartida, a mais facilmente perceptível uma vez que vivemos em consciência a dinâmica das representações como o real e concreto. Nada mais real e concreto que nossos pensamentos e fantasias, que nossos sonhos e a trama de suas personagens.

A dimensão econômica, atestamo-la por tudo aquilo que podemos nomear *emoção*. Dimensão limítrofe e integrativa entre soma e psique, anima e move toda a dinâmica psicorporal (dos processos fisiológicos autônomos à ética humana). É a economia (como representação que fazemos de um energético-quantitativo) a base de apoio e funcionamento (dinâmico) do vivo. Dito de outro modo, quer pensemos no psiquismo como instância representacional do somático, quer pensemos no primeiro como gradação do segundo, não podemos deixar de considerar a unidade funcional soma/psique em seu funcionamento econômico-dinâmico.

A partir desse enfoque, pensemos no psiquismo como instância de percepção e representação dos processos somáticos, assim como de deliberação de ações de descarga desses processos.

Sabemos (por experiência própria) que o psiquismo não é capaz de receber e tramitar todo o caudal energético que lhe aflui. Desenvolve mecanismos (de defesa) e se biparte inicialmente em consciência e inconsciente. Isso significa que antes mesmo de existirem conflitos éticos e morais (entre ego e superego), representações energeticamente carregadas já estão começando a povoar o inconsciente. Lembremos da importância do sonho como realização econômicadinâmica e do fato de constatarmos (pela atividade cerebral) a existência de sonhos já em recém-nascidos.

Pensamos a formação do inconsciente gerada por forças que se opõem a representações carregadas de afeto. Pensamos, portanto, no inconsciente em permanente conflito e, mais que isso, um permanente inchaço decorrente do constante afluxo das excitações somáticas. Esse afluxo de energia não vaga errante no inconsciente, supomos. Conecta-se a representações ali existentes e as incrementam em força. Pensemos por um momento no desenvolvimento das obsessões e das fobias e, também, nas alucinações como transbordamento energético. Vemos nesses casos como a intensidade energética é determinante na ocorrência do fenômeno.

Assim, também na transferência podemos supor que as representações a serem transferidas para as situações atuais são representações de relações anteriores que não se concluíram a bom termo e, tornadas inconscientes, passaram a atrair novas cargas energéticas. Este aumento de carga procura uma via de escape, de modo a realizar o não concluído. Nesse sentido (econômico) a transferência ocorre por necessidade psíquica. Sua função (de procurar na atual uma situação que possa ter um desfecho prazeroso e diferente da original) é de se desfazer de tensões advindas de sobrecargas energéticas. Insisto e concluo: do ponto de vista econômico o fenômeno da transferência é um mecanismo de defesa do aparelho psíquico (assim como também são mecanismos de defesa a projeção, a alucinação, o delírio, a conversão...). Busca se desfazer de cargas sentidas como angustiantes. Que em geral as transferência acabem se transformando em armadilhas e não resolvam a situação transferida é assunto de interesse da psicoterapia.

## Referências bibliográficas

FREUD, S. (1895) *Estúdios sobre Histeria*. Buenos Aires, Amorrortu, 1986. vol. II.

_____. (1905) *Fragmento de Análisis de un Caso de Histeria*. Buenos Aires, Amorrortu, 1986. vol. VII.

_____. (1923) *Dos Artículos de Enciclopédia: Psicanálisis y Teoria de la Libido*. Buenos Aires, Amorrortu, 1986. vol. XVIII.

MEZAN, R. *Tempo de muda*. São Paulo, Companhia das Letras, 1998.

REICH, W. (1933) *Analisis del carater*. Buenos Aires, Paidós, 1975.

# Contato com os autores

Nicolau Maluf Jr.
 eneorgon.@centroin.com.br
 (21) 538-2612/539-6561

Marcus Vinicius A. Câmara
 (21) 295-8346

José Guilherme Couto de Oliveira
 jgco@alternex.com.br

Luiz Gibier
 (21) 205-8995/208-9891

Darcio Valente Rodrigues
 toquetoque@hotmail.com
 (11) 815-6119 – (21) 538-2612

Geny de O. Cobra
 (21) 205-9224

Cínthia Ramos Busato
 (48) 8803-7440

Élida Sigelmann
 (21) 294-0296

Ernani Eduardo Trotta
 (21) 527-5201

Maria Zeneide Monteiro
 (11) 212-0470

Claudio Mello Wagner
 (11) 3862-1420

**impresso na**
**press grafic**
**editora e gráfica ltda.**
Rua Barra do Tibagi, 444
Bom Retiro – CEP 01128-000
Tels.: (011) 221-8317 – (011) 221-0140
Fax: (011) 223-9767

― ― ― ― ― ― ― ― ― dobre aqui ― ― ― ― ― ― ― ― ― ―

ISR 40-2146/83
UP AC CENTRAL
DR/São Paulo

## CARTA RESPOSTA
## NÃO É NECESSÁRIO SELAR

O selo será pago por

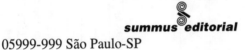

05999-999 São Paulo-SP

― ― ― ― ― ― ― ― ― dobre aqui ― ― ― ― ― ― ― ― ― ―

# summus editorial
## CADASTRO PARA MALA-DIRETA

Recorte ou reproduza esta ficha de cadastro, envie completamente preenchida por correio ou fax, e receba informações atualizadas sobre nossos livros.

Nome: _____ Empresa: _____
Endereço: ☐ Res. ☐ Coml. _____ Bairro: _____
CEP: _____ - _____ Cidade: _____ Estado: _____ Tel.: ( ) _____
Fax: ( ) _____ E-mail: _____
Profissão: _____ Professor? ☐ Sim ☐ Não Disciplina: _____ Data de nascimento: _____

### 1. Você compra livros:
☐ Livrarias ☐ Feiras
☐ Telefone ☐ Correios
☐ Internet ☐ Outros. Especificar: _____

### 2. Onde você comprou este livro? _____

### 3. Você busca informações para adquirir livros:
☐ Jornais ☐ Amigos
☐ Revistas ☐ Internet
☐ Professores ☐ Outros. Especificar: _____

### 4. Áreas de interesse:
☐ Educação ☐ Administração, RH
☐ Psicologia ☐ Comunicação
☐ Corpo, Movimento, Saúde ☐ Literatura, Poesia, Ensaios
☐ Comportamento ☐ Viagens, Hobby, Lazer
☐ PNL (Programação Neurolingüística)

### 5. Nestas áreas, alguma sugestão para novos títulos? _____

### 6. Gostaria de receber o catálogo da editora? ☐ Sim ☐ Não
### 7. Gostaria de receber o Informativo Summus? ☐ Sim ☐ Não

Indique um amigo que gostaria de receber a nossa mala-direta

Nome: _____ Empresa: _____
Endereço: ☐ Res. ☐ Coml. _____ Bairro: _____
CEP: _____ - _____ Cidade: _____ Estado: _____ Tel.: ( ) _____
Fax: ( ) _____ E-mail: _____
Profissão: _____ Professor? ☐ Sim ☐ Não Disciplina: _____ Data de nascimento: _____

**summus editorial**
Rua Cardoso de Almeida, 1287  05013-001  São Paulo - SP  Brasil  Tel (011) 3872 3322  Fax (011) 3872 7476
Internet: http://www.summus.com.br  e-mail: summus@summus.com.br

cole aqui